歯科衛生士臨床のための
Quint Study Club

プロフェッショナルケア編 ③

歯科から発信！
あなたにもできる禁煙支援

監著：稲垣　幸司
著　：植木　良恵
　　　橋本　昌美
　　　三辺　正人
　　　宮内　里美
　　　　（50音順）

クインテッセンス出版株式会社　2012

Tokyo, Berlin, Chicago, London, Paris, Barcelona, Istanbul, Milano, São Paulo, Moscow, Prague, Warsaw,
Delhi, Beijing, Bukarest, and Singapore

はじめに
本書を手にとってくださった歯科衛生士の皆さんへ

本書のナビゲーター稲垣幸司です。

禁煙支援について一緒に学んでいきましょう。

歯周病専門医
日本禁煙学会専門医

登場人物

働き盛りの45歳。
自宅でも会社でもタバコは手放せません。

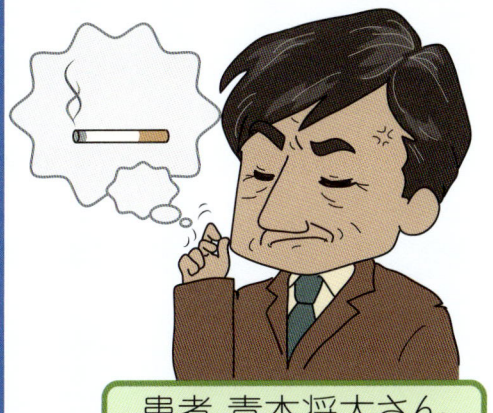

患者 青木将太さん

臨床が楽しくなってきた25歳。
でもこわい患者さんは苦手です。

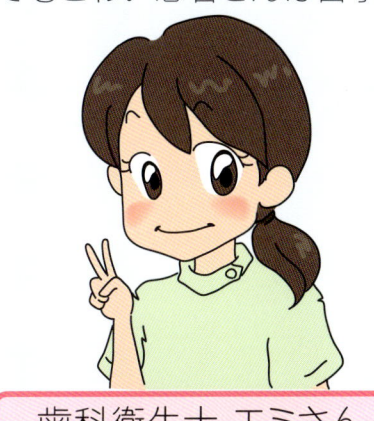

歯科衛生士 エミさん

＊本書では、タバコは外来語なのでカタカナにて表記しています。
　しかし『たばこ税』や条約名などの固有名詞は平仮名表記にしています。

歯科から発信！ あなたにもできる禁煙支援

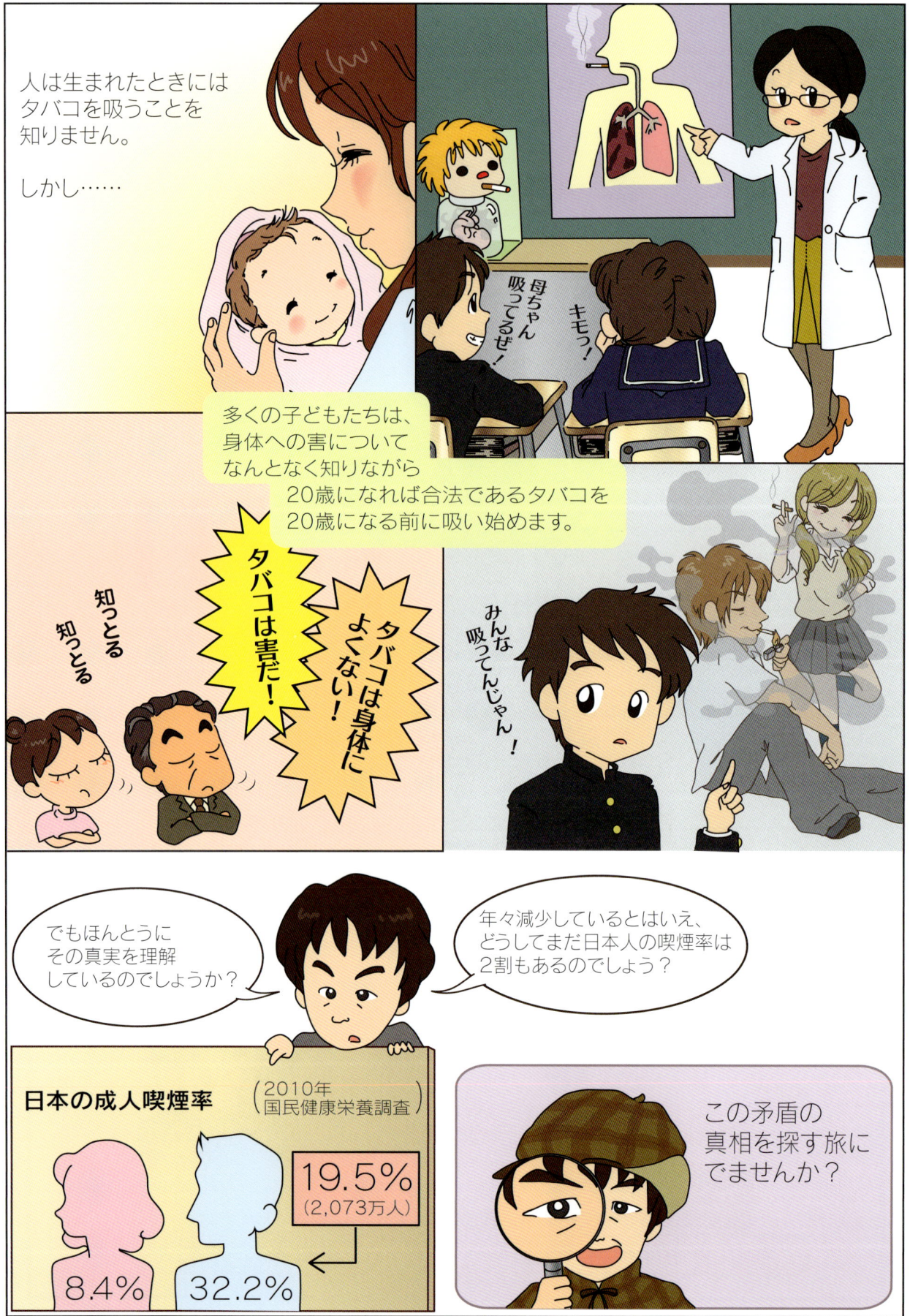

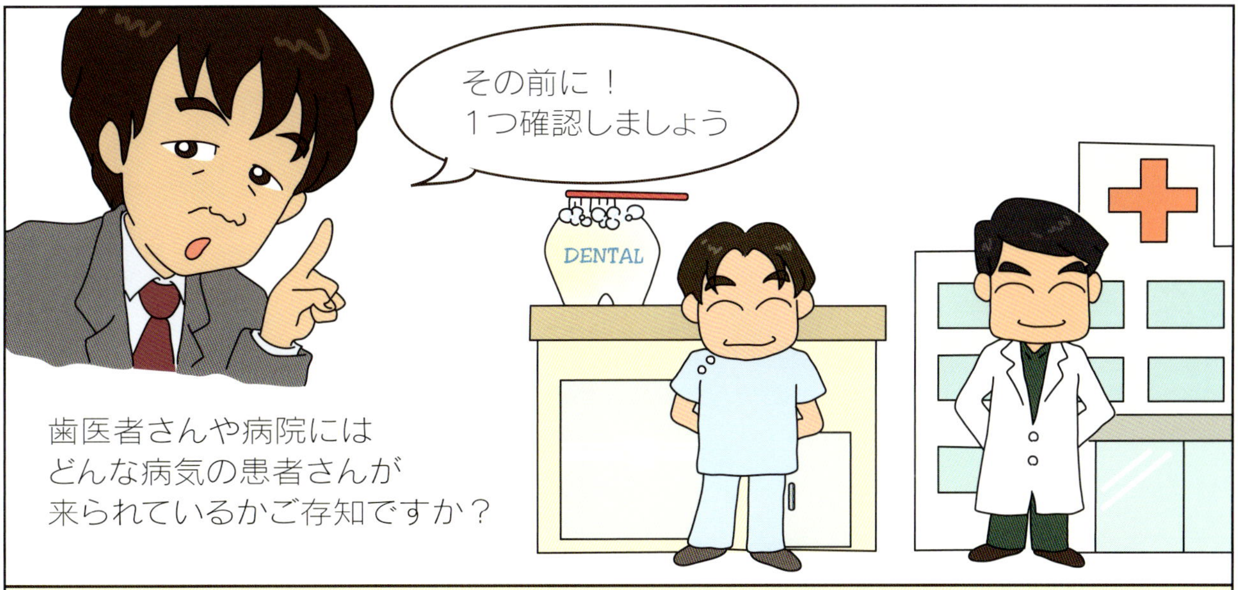

はじめに

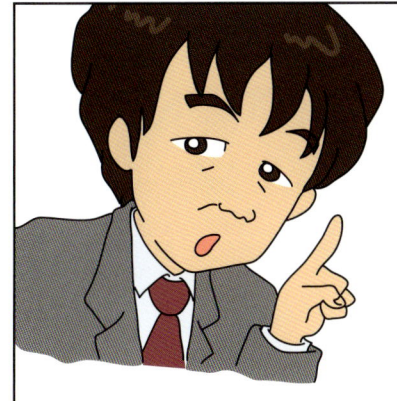

その前に！
1つ確認しましょう

歯医者さんや病院には
どんな病気の患者さんが
来られているかご存知ですか？

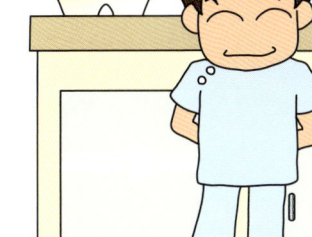
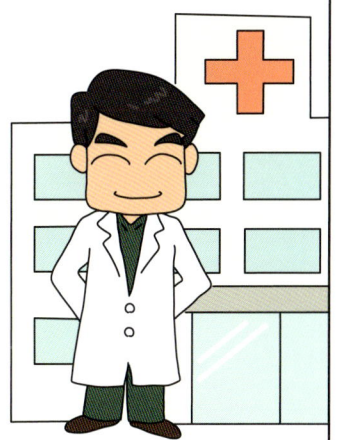

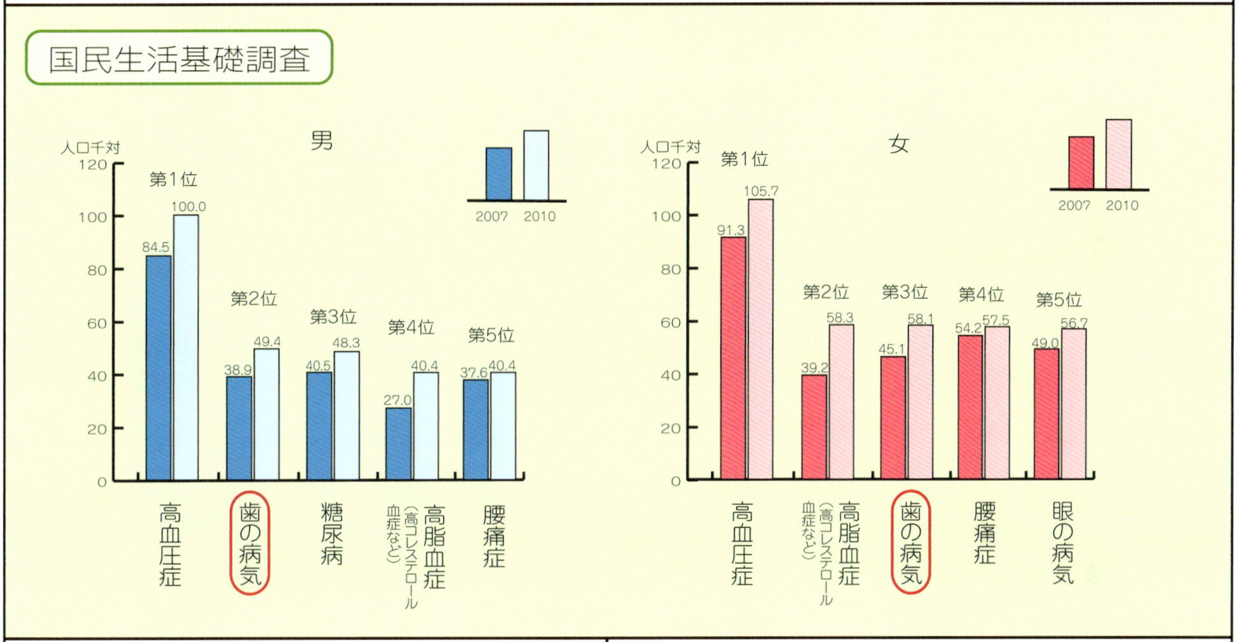

国民生活基礎調査

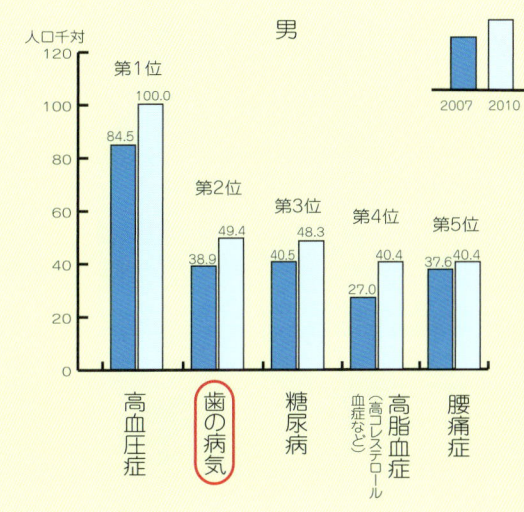
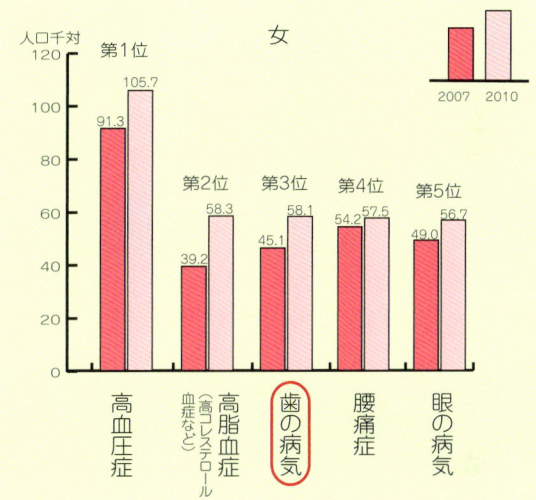

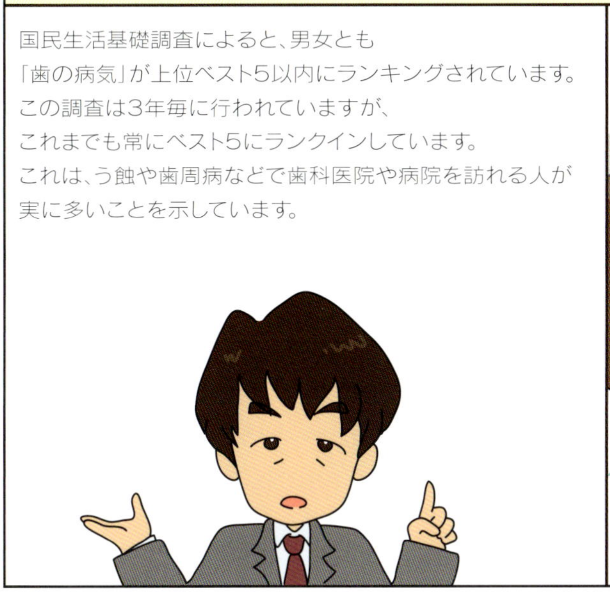

国民生活基礎調査によると、男女とも
「歯の病気」が上位ベスト5以内にランキングされています。
この調査は3年毎に行われていますが、
これまでも常にベスト5にランクインしています。
これは、う蝕や歯周病などで歯科医院や病院を訪れる人が
実に多いことを示しています。

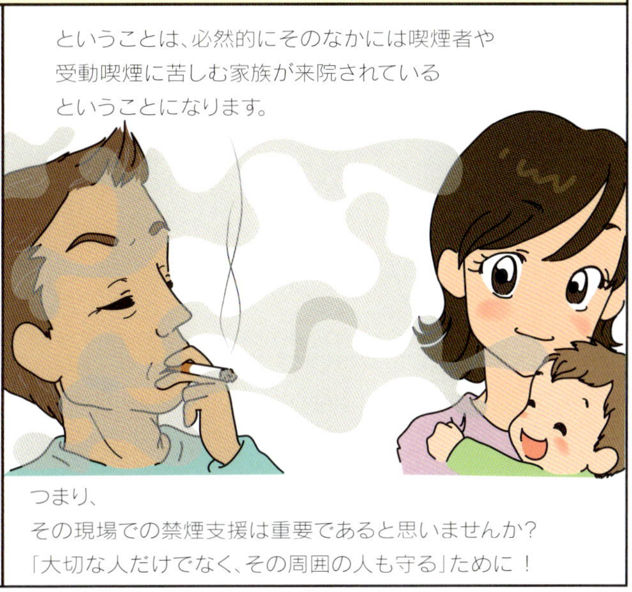

ということは、必然的にそのなかには喫煙者や
受動喫煙に苦しむ家族が来院されている
ということになります。

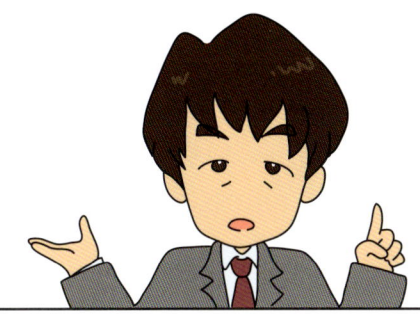
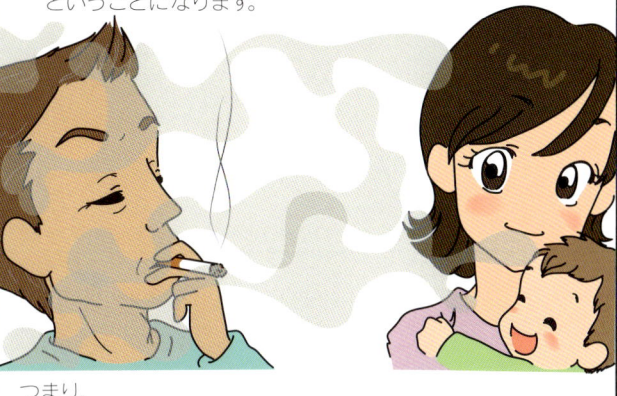

つまり、
その現場での禁煙支援は重要であると思いませんか？
「大切な人だけでなく、その周囲の人も守る」ために！

歯科から発信！ あなたにもできる禁煙支援

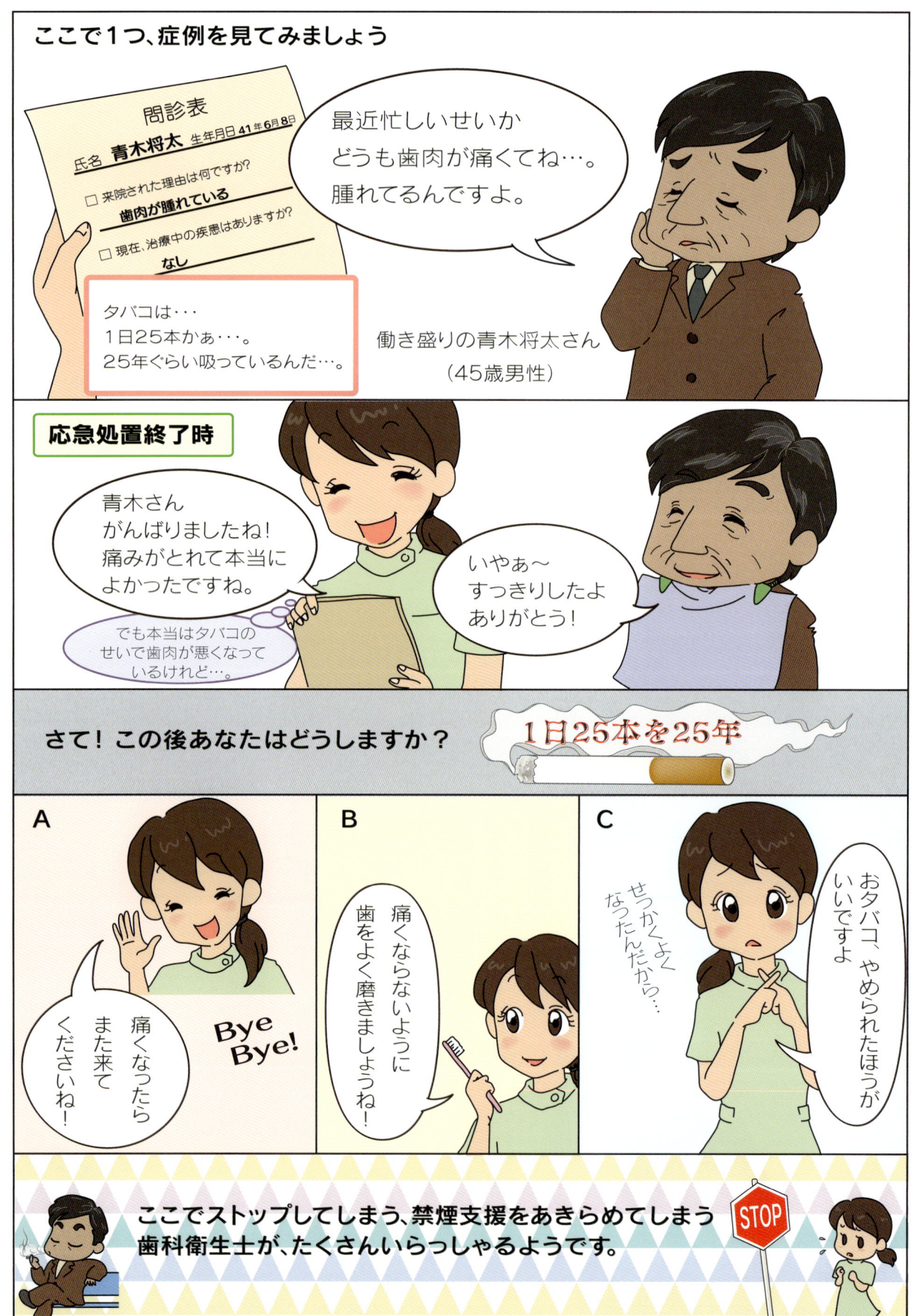

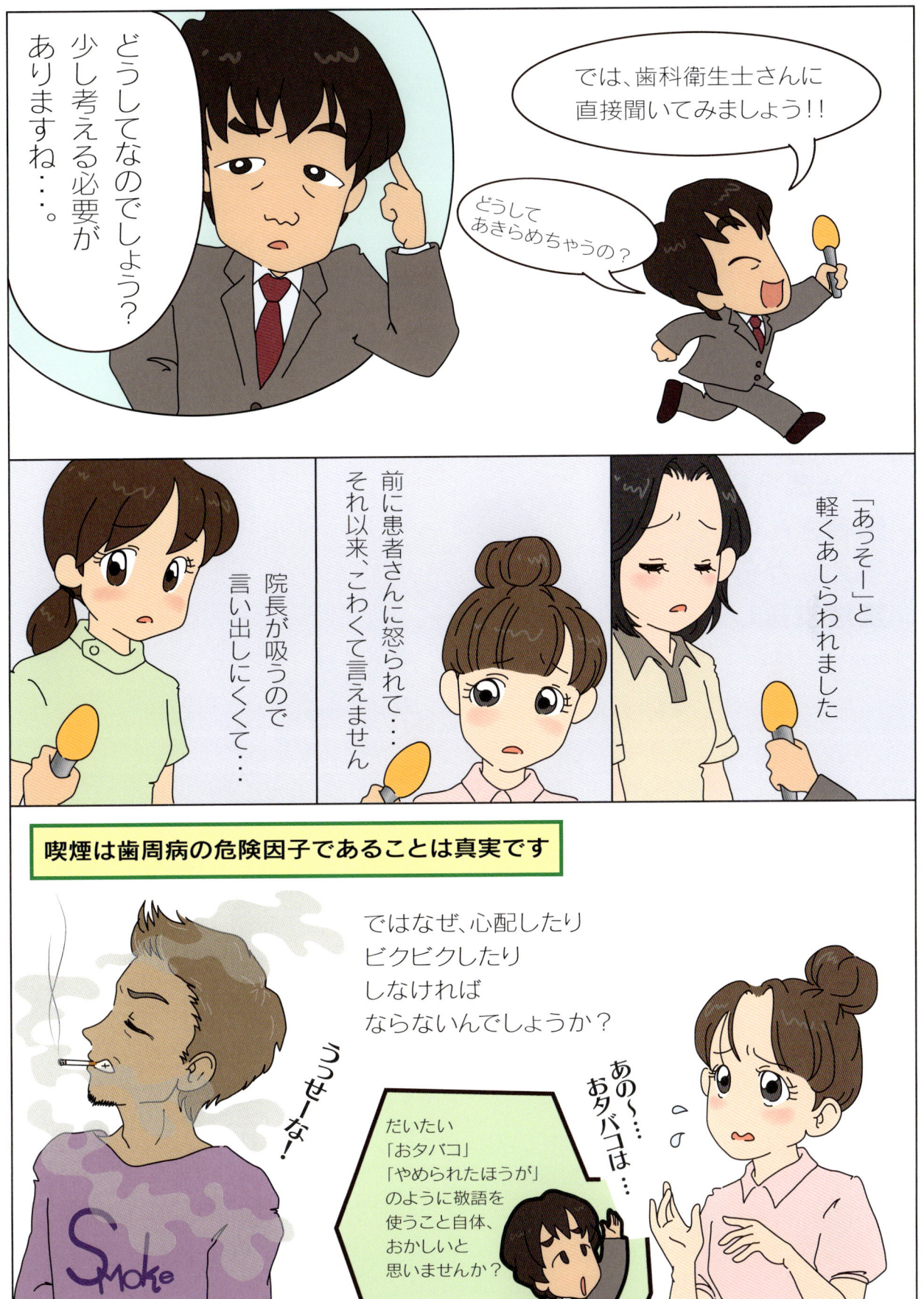

歯科から発信！ あなたにもできる禁煙支援

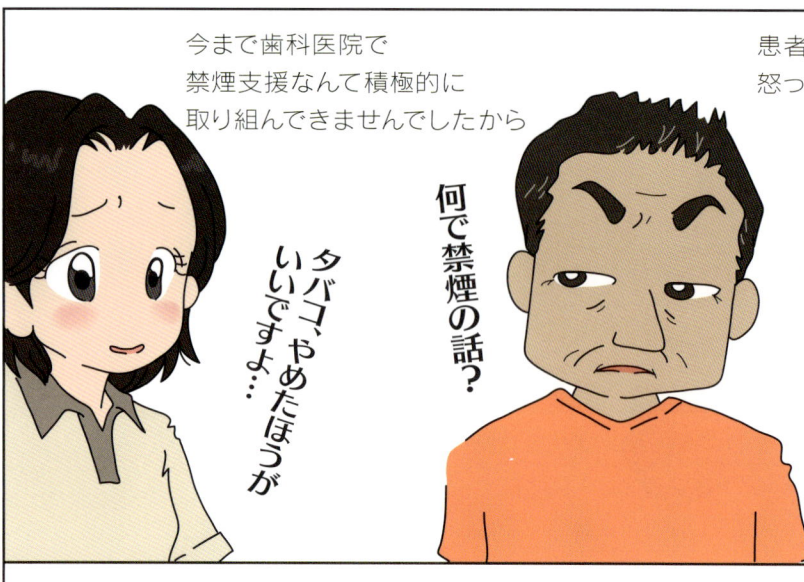

はじめに

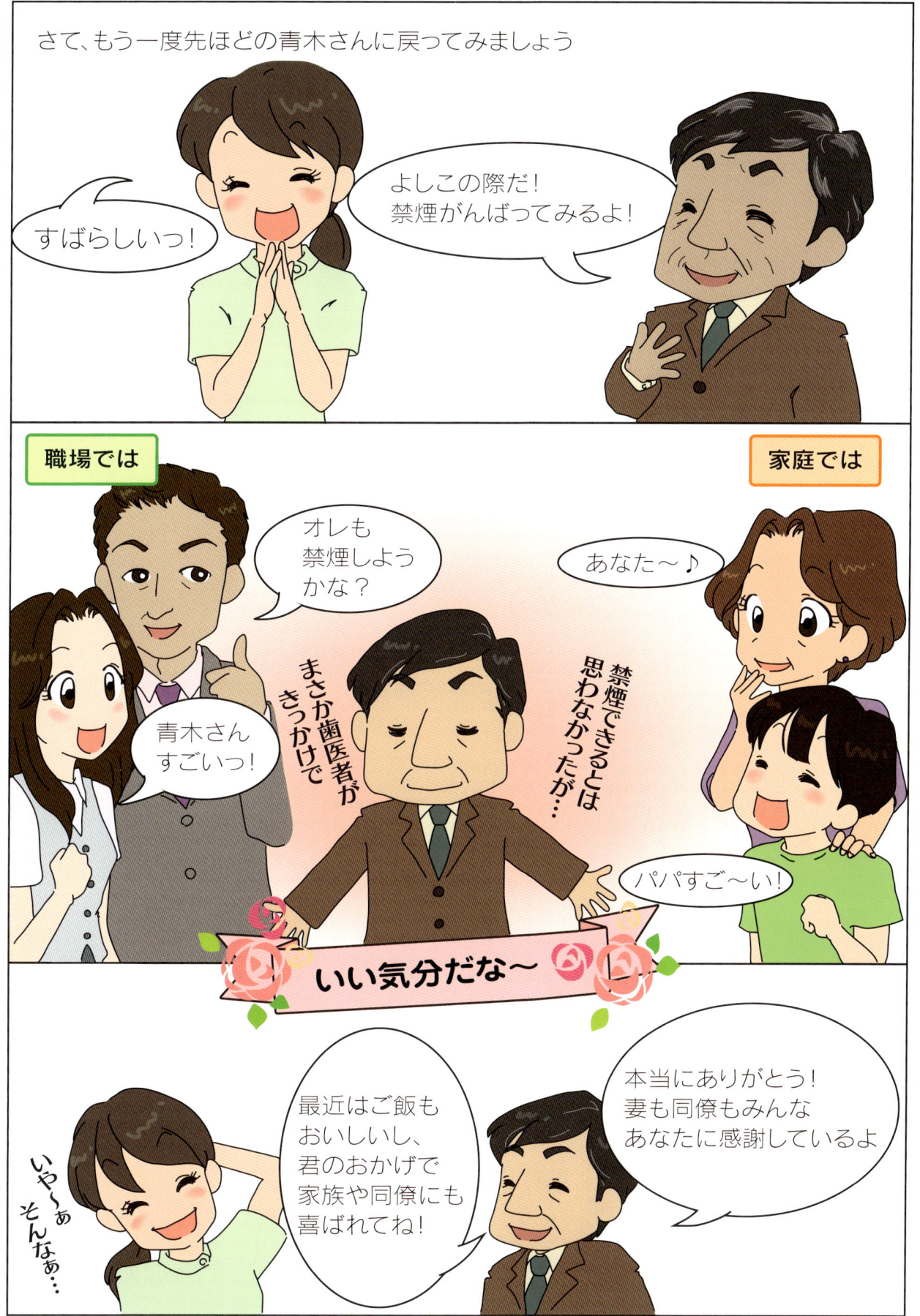

歯科から発信！ あなたにもできる禁煙支援

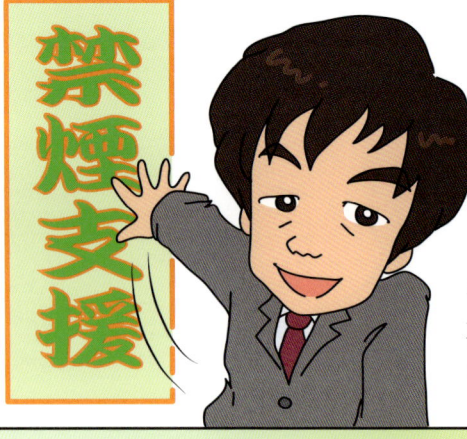

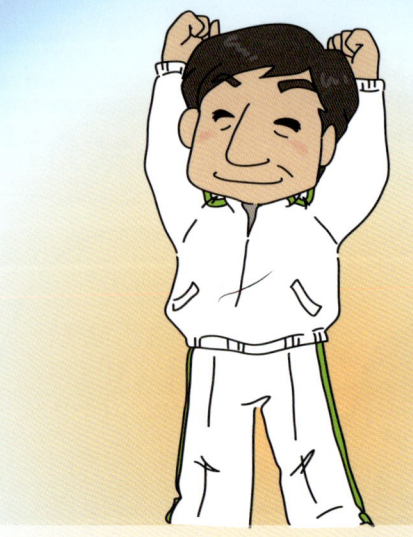

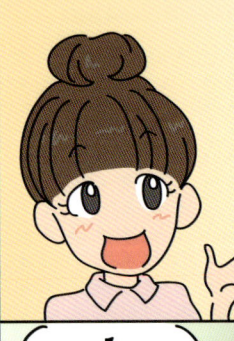

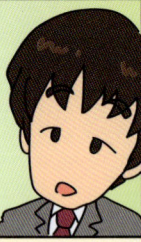

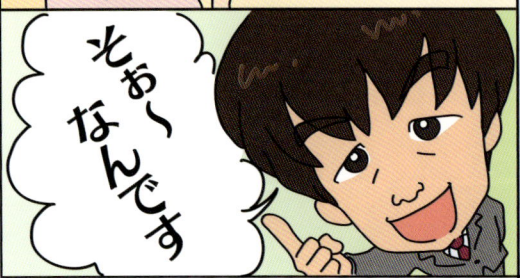

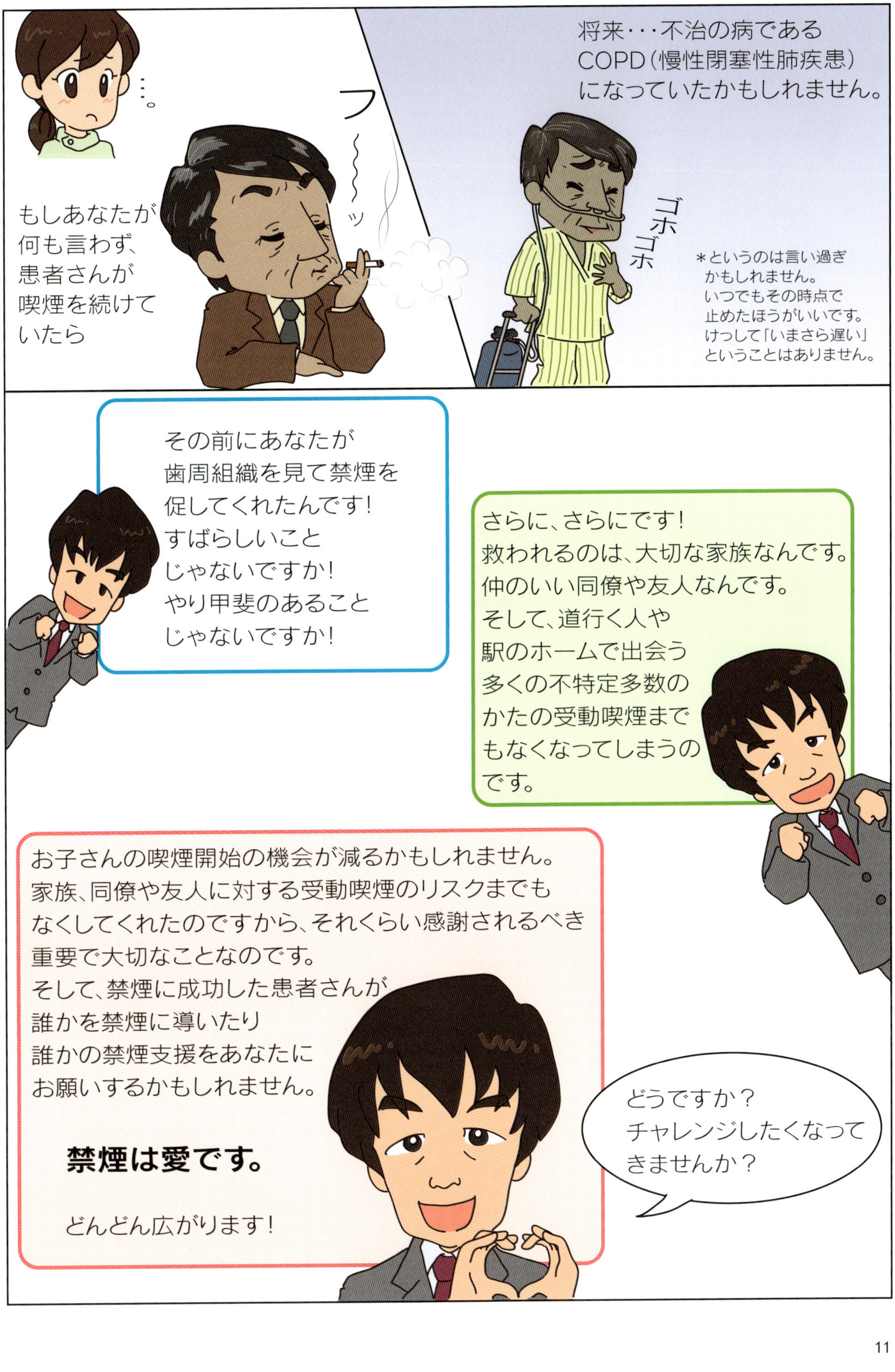

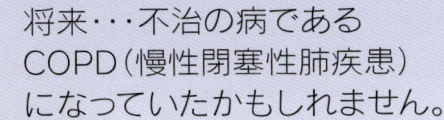

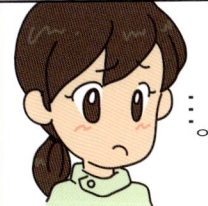 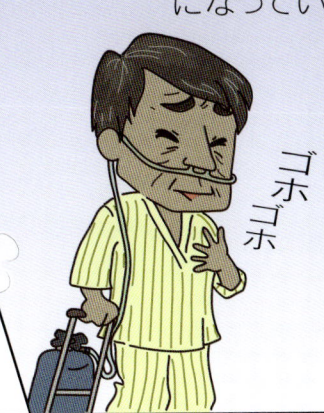

もしあなたが何も言わず、患者さんが喫煙を続けていたら

将来・・・不治の病であるCOPD（慢性閉塞性肺疾患）になっていたかもしれません。

＊というのは言い過ぎかもしれません。いつでもその時点で止めたほうがいいです。けっして「いまさら遅い」ということはありません。

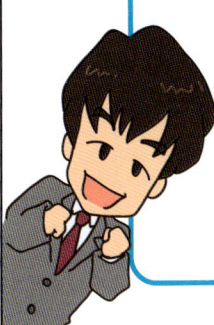

その前にあなたが歯周組織を見て禁煙を促してくれたんです！すばらしいことじゃないですか！やり甲斐のあることじゃないですか！

さらに、さらにです！救われるのは、大切な家族なんです。仲のいい同僚や友人なんです。そして、道行く人や駅のホームで出会う多くの不特定多数のかたの受動喫煙までもなくなってしまうのです。

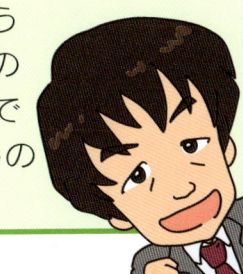

お子さんの喫煙開始の機会が減るかもしれません。家族、同僚や友人に対する受動喫煙のリスクまでもなくしてくれたのですから、それくらい感謝されるべき重要で大切なことなのです。
そして、禁煙に成功した患者さんが誰かを禁煙に導いたり誰かの禁煙支援をあなたにお願いするかもしれません。

禁煙は愛です。

どんどん広がります！

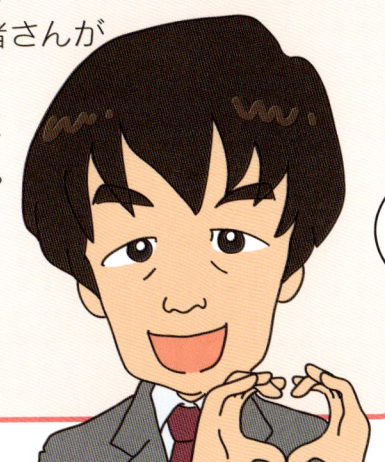

どうですか？チャレンジしたくなってきませんか？

でも・・・心配なんですよね。

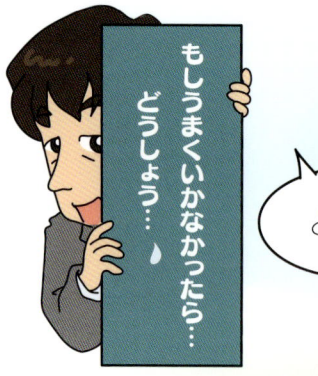

もしうまくいかなかったら…どうしょう…

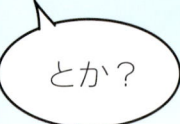

とか？

安心してください。
たとえうまくいかなかったとしても、何も失うものなんてないんです。

だって、もともとそのかたは喫煙者で、歯科医院に来てやめるつもりなんてなかったわけですから。

うまくいかなかったとしても
そのままなんです。
元に戻るだけですから。

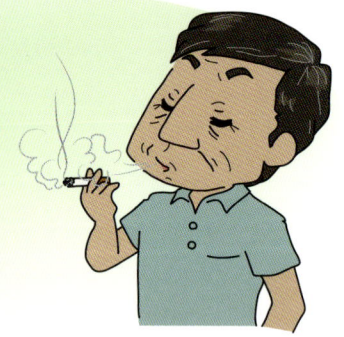

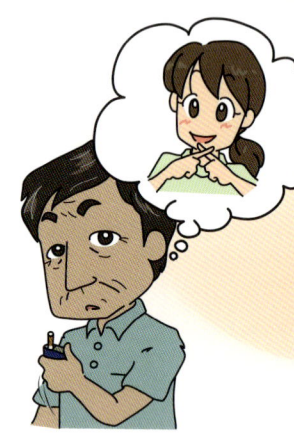

ただし、あなたが患者さんの禁煙支援に関わろうとしてくれたことは、必ず心に残ります。
話をしてくれたことは、たとえその時、怒ってしまったとしても、心のどこかには残ります。
残っていて、いつかきっかけになることもあります。

ですから、気楽に考えてください。

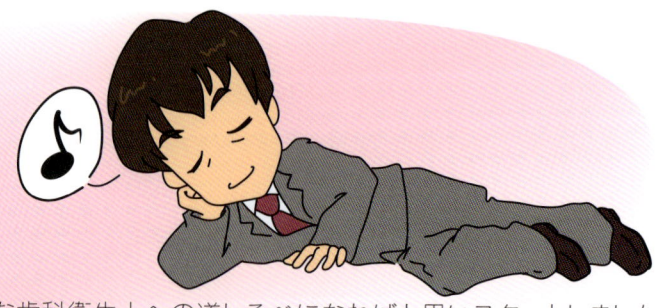

本書はそんな歯科衛生士への道しるべになればと思いスタートしました。

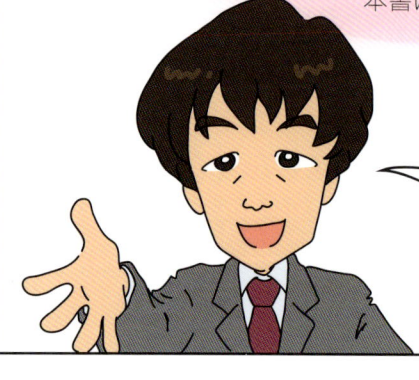

それでは私と一緒に勉強していきましょう！！

もくじ

はじめに
本書を手にとってくださった歯科衛生士の皆さんへ 3

Chapter 1

第1章
歯科衛生士だから知らなきゃいけない禁煙支援に必要な最新情報 19

1. なぜタバコが「公衆衛生上の大問題」と位置づけられているのか、知っていますか？ 20
2. タバコ規制の国際的な流れと国内の動きを知っていますか？ 21
   たばこ規制に関する世界保健機関枠組条約とは？ 21
3. 世界禁煙デー World No Tobacco Day を知っていますか？ 22
   毎年5月31日は世界禁煙デーです 22
   世界の「タバコの健康警告」はここまで進んでいます！ 23
4. 禁煙ガイドラインとは？ 24
5. 日本の禁煙の日を知っていますか？ 25
6. 受動喫煙を防止する法律を知っていますか？ 26

健康増進法内に見る受動喫煙の防止･････････････････････････････････ 26

7. タバコがないのにタバコの害！サードハンドスモーク（三次喫煙 "thirdhand" smoke）を知っていますか？ ･････････ 27

8. 歯科における禁煙治療・禁煙支援の現状を知っていますか？ ････････ 28

日本の歯周病専門医の禁煙支援の現状･･････････････････････････････ 28
米国の歯周病専門医の禁煙支援の現状･･････････････････････････････ 29
教育現場でも始まったばかりの禁煙支援････････････････････････････ 29

9. 電子タバコ・無煙タバコに要注意！ ････････････ 30

電子タバコにもニコチンなどが含まれている････････････････････････ 30
若者に広がりつつある無煙タバコ（Smokeless Tobacco）････････ 31
　ガムタバコ流行の兆しあり？　31／ガムタバコのリスク　31

第2章 タバコを吸うことは病気？ ････････････････ 33

1. 国際的な疾患分類における喫煙の位置づけ ････ 34
国際的な疾患分類（診断基準）･･･WHOと米国精神医学会 ････ 34

2. ニコチン依存症とは ････････････････････････ 35
ニコチンと他の薬物の違い･･････････････････････････････････････ 35
ニコチン依存症の機序･･ 36
　「ほっとする」メカニズム　36／ニコチンが入るとどうなる？　37
　／「ストレス解消」のウソ　38／喫煙者は、タバコを吸わなければ
　幸福感を感じない身体になってしまった　39
血中ニコチン濃度から見るニコチン依存症のメカニズム ･･････････ 39
喫煙者は、悪循環のくり返しにはまりこんでいる犠牲者です ････ 40
薬物療法では対応できない心理的依存･･････････････････････････ 41

3. ニコチン依存への対応 ･･････････････････････ 42
身体的依存に対する対応―禁煙補助薬について知ろう―････････ 42
　バレニクリンとは　43／ニコチンパッチとは　44／バレニクリン
　とニコチンパッチの効果比較　44

心理療法を知ろう ……………………………………………………… 45
　　動機づけ面接法　45／行動療法　45／リセット禁煙　45
　　／その他の療法　45

第3章
喫煙と口腔疾患 …………………………………………… 47

1．喫煙の口腔への影響
　　―口腔ならではの特徴を知ろう― …………… 48
　　タバコ煙が最初に通過する場所――それは口腔 ……………… 48
　　ニコチンとコチニンが歯周組織に悪影響を与えるメカニズム … 49
　　喫煙に関係する口腔内の典型的病的所見 ……………………… 49

2．喫煙の歯周組織への影響 ………………………… 50
　　臨床的に見る歯周組織への影響 ………………………………… 50
　　喫煙がもたらす免疫機能への影響 ……………………………… 52

3．受動喫煙と歯周組織の関係 ……………………… 53
　　受動喫煙と歯周病との関係 ……………………………………… 53
　　受動喫煙と歯肉メラニン色素沈着の関係 ……………………… 53
　　　　喫煙⇔歯肉メラニン色素沈着？　53／受動喫煙と小児の歯肉メラニ
　　　　ン色素沈着の関係　54

4．禁煙と歯周組織の関係 …………………………… 59
　　禁煙による歯周組織への影響 …………………………………… 59
　　歯周治療に対する禁煙の効果 …………………………………… 59

第4章
禁煙支援導入マニュアル ……………………………… 63

1．禁煙治療について理解しよう …………………… 64
　　標準的な治療法（保険給付で行われる禁煙治療）について知ろう … 64
　　禁煙外来での治療の流れ ………………………………………… 65

2. 歯科治療における禁煙支援の手順 ……………… 66
禁煙支援のステップ "5A" ……………………………………………… 66
Step 1 Ask 「尋ねる」 67／Step 2 Advise 「助言する」 67／
Step 3 Assess 「評価する」 67／Step 4 Assist 「支援する」 67
／Step 5 Arrange 「調整する」 67

禁煙の動機づけの再強化 …………………………………………… 68

3. 歯科衛生士ならではの禁煙支援『動機づけ面接法』をマスターしよう ……… 69
動機づけ面接とは？ ………………………………………………… 69
禁煙支援に使える面接法 69／権威的面接の限界 69

共感的応答（OARS）を心がけよう ……………………………… 70
だれにでもある両価的思考を理解・共感し、対応することが大切 70
／OARS を用いたコミュニケーションを見てみよう 71

「ソクラテスの質問法」でチェンジトークを引き出そう！ …… 73
患者さんの抵抗への応答法を学ぼう ……………………………… 75
MI を習得しよう ─楽器練習のように教習と実施訓練が必要！─ … 75

4. 使ってみよう！禁煙支援問診票と禁煙支援症例シート ……… 76
禁煙支援問診票で患者さんの状況を把握しよう ………………… 76
項目1～6の意味は？ 76／項目7の意味は？ 76／項目8、9
の意味は？ 76／項目10～12の意味は？ 76／項目13～
22の意味は？ 76／項目23の意味は？ 76／項目24の意味
は？ 76／項目25～34の意味は？ 76

禁煙支援症例シートで、禁煙支援状況を整理・管理しよう …… 77
禁煙支援症例シート・初診面 77／禁煙支援症例シート・経過面 77

5. 禁煙外来や医科との連携を円滑に行おう！ 82
6. ご存じですか？今までの歯科における禁煙支援が、どれだけ喫煙者を禁煙に導いていたか？ 83
7. 歯科医院での禁煙支援の実際・1 文教通り歯科クリニックでの展開例 ………… 84

（文教通り歯科クリニック：宮内里美・三辺正人）

筆者らが考える歯科医院での禁煙支援………………………………………… 84
　　著者の歯科医院紹介　文教通り歯科クリニック　85
成功症例①　禁煙支援を通じて健康意識が高まった患者さん　　　　　　 86
　　患者さんの概要　86／禁煙支援の経過　86／症例を振り返って　87
成功症例②　禁煙支援を通じて家族全体の信頼を得た症例……… 88
　　患者さんの概要　88／禁煙支援の経過　88／症例を振り返って　90
失敗症例　支援不足・準備不足により失敗に終わった症例…… 90
　　患者さんの概要　90／禁煙支援の経過　91／症例を振り返って　92

8. 歯科医院での禁煙支援の実際・2　こが橋本歯科医院での展開例 ………… 93

（こが橋本歯科医院：植木良恵）

筆者らが考える歯科医院での禁煙支援………………………………………… 93
　　著者の歯科医院紹介　こが橋本歯科医院　93／禁煙支援の経過
　　94／症例をふり返って　98

9. 歯科医院外でも禁煙支援　やってみよう！　学校での防煙授業 ………… 99

（こが橋本歯科医院：橋本昌美）

なぜ歯科医療従事者が防煙授業？ ……………………………………… 99
防煙授業の実際 ………………………………………………………… 99
中学生に響く防煙授業のポイント …………………………………… 103

第5章
禁煙支援・専門用語辞典 …………………… 105

1. 喫煙状況や依存度に関する用語 …………… 106

喫煙指数（ブリンクマン指数／パックイヤー）………………… 106
呼気一酸化炭素（CO）濃度 …………………………………… 106
上下顎前歯部歯肉メラニン色素沈着状況の把握……………………… 107
ニコチン依存度テスト（Tobacco Dependence Screener, TDS）　107
身体的ニコチン依存度の判定
（Fagerström Test for Nicotine Dependence, FTND）…… 108
加濃式社会的ニコチン依存度調査票
（Kano Test for Social Nicotine Dependence, KTSND）… 108

Chapter 5

2. 喫煙と全身の関係に関する用語 ……………… 109
 スモーカーズフェイス……………………………………… 109
 呼吸器疾患・慢性閉塞性肺疾患（COPD）と肺がん………… 110
 おもな能動喫煙関連疾患…………………………………… 111
 おもな受動喫煙関連疾患…………………………………… 112
 喫煙と寿命との関係………………………………………… 112
  英国の医師に対する前向き研究から　112／日本の3つの大規模研究から　112

3. 禁煙状態の把握に関する用語 ……………… 113
 禁煙ステージ………………………………………………… 113

 あとがき……………………………………………………… 115
 コラム
  世界唯一のタバコのない国！　もっとも幸福な国・ブータンとFCTC違反国・日本　32／意思が強いと禁煙できない？　45／イライラは耐えられない？　46／喫煙による胎児へのリスク　61／禁煙と卒煙の判定　77

著者一覧

【監修・執筆】
 稲垣幸司（愛知学院大学短期大学部歯科衛生学科・教授）

【執筆】
 植木良恵（こが橋本歯科医院・歯科衛生士）
 橋本昌美（こが橋本歯科医院・歯科医師
   ／北海道大学大学院歯学研究科口腔健康科学講座歯科保存学教室）
 三辺正人（文教通り歯科クリニック・歯科医師）
 宮内里美（文教通り歯科クリニック・歯科衛生士）
        （50音順）

1
歯科衛生士だから知らなきゃいけない禁煙支援に必要な最新情報

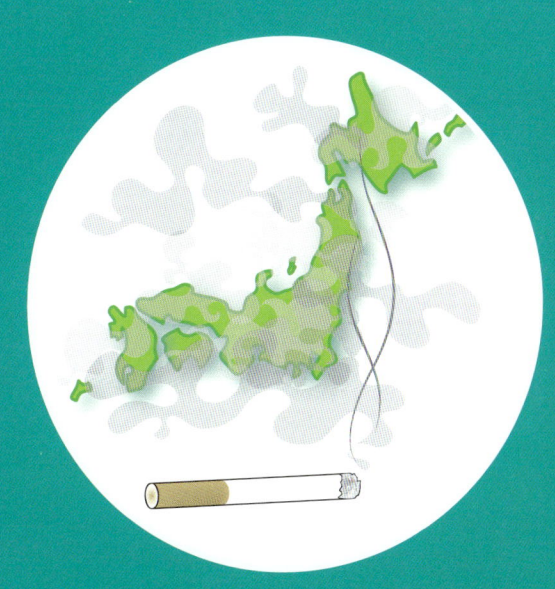

1 なぜタバコが「公衆衛生上の大問題」と位置づけられているのか、知っていますか？

世界保健機関（WHO）は、タバコについて **図1** のように報告しています。またWHOは、喫煙の問題をAIDSと並ぶ公衆衛生上の大問題と位置づけ、**「病気の原因のなかで予防できる最大にして単一の原因」** として禁煙活動を強力に推進しています。

つまり、
- タバコさえ、吸わなければ
- タバコさえ、なければ
- タバコさえ、捨てれば
- タバコさえ、買わなければ
- タバコさえ、勧められなければ

その個人のいろいろな病気の大きな原因の1つがなくなるわけです。

しかもそれだけではありません。**周囲への受動喫煙、三次喫煙**（☞ 27ページ参照）のリスクもなくなってしまうので、その波及効果は予想以上に大きいのです。このような病気の原因は、他にはありません。

図1　WHOによるタバコに関する報告

1) 喫煙者の半分が、喫煙が原因で亡くなっています。

　喫煙は第2の死因で、4番目のリスクファクターです。言いかえると、タバコは予防しようと思えば予防できる死亡の最大の原因です。

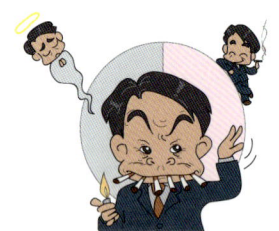

2) 年間540万人以上[1]（6秒に1人）が喫煙が原因で亡くなり、この状態が続くと2030年までに800万人以上が犠牲になります。

　このなかには受動喫煙で亡くなる60万人は含まれていません。なお受動喫煙死の4分の1以上は、将来を担う幼い子どもたちが占めています。

　なお、日本における喫煙による死者は少なくとも年間13万人[2]、受動喫煙による肺がんと虚血性心疾患の死亡数は年間約6,800人[3]です。

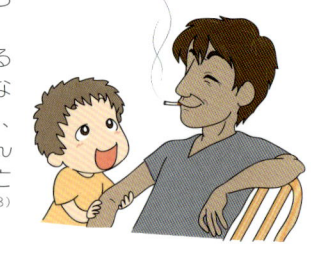

3) 世界中の10億人の喫煙者の80％以上が、低収入の発展途上国の人々です。

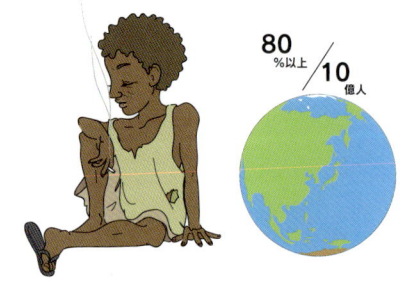

4) タバコ消費量は地球全体では増加していますが、中流から上層階級の先進国ではタバコ消費量は減少してきています。

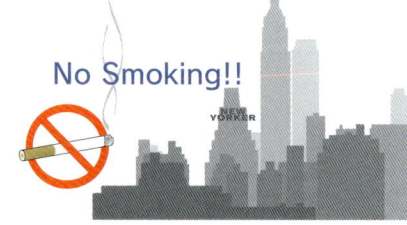

Check !　詳細はWHOのHPをチェック！

　検索で "WHO" →トップページ左上の "Health topics" →表示される一覧のTの項にある "Tobacco" で、最新の情報を得ることができます。

2 タバコ規制の国際的な流れと国内の動きを知っていますか？

タバコの規制に関する国際協力について定める「たばこ規制に関する世界保健機関枠組条約」（WHO Framework Convention on Tobacco Control ; FCTC）[4]が、2005年2月27日に発効されました。これに基づき、国際的な協調のもとに地球規模で「タバコ消費やタバコの煙にさらされることによる健康・社会・環境および経済に及ぼす破壊的な影響から、現在および将来の世代を保護する」ため、タバコに関する広告、包装上の表示などの規制がなされました。

具体的には、タバコ価格や税の引き上げ、タバコの健康警告表示の義務化、公共スペースでの禁煙の法制化などが行われました。

この条約は国連の歴史上もっとも早くかつ多くの国が批准した条約です（2012年3月末の時点で、WHO加盟国193か国中174国が批准）。科学的証拠に基づいて作られたこの条約は、すべての人々に最高度の健康を享受する権利があることを承認し、タバコ規制活動を進めるための協同を行うにあたっての新たな法的支援の土台を提供するものです。

たばこ規制に関する世界保健機関枠組条約とは？

公衆衛生分野におけるはじめての多数国間条約として発効されたFCTCは、11部構成で38の条文からなります。FCTCでは、締結した国々（ならびに欧州連合）に、図2に示した法的義務を課しています。

しかし日本は、FCTC締約国でありながら、第14条の禁煙治療以外には誠実に履行しているとはとても言えない状況です。

図2　FCTCが課した法的義務

1. 国民の健康を守る政策が、タバコ産業とその利害関係者によって**捻じ曲げられない**ようにする。
2. タバコ使用を減らせるように**タバコ税を上げる**。
3. **受動喫煙の害を完全になくす**。
4. タバコ製品の**成分・添加物を規制**する。
5. タバコ製品に関する**情報を完全に開示**させる。
6. タバコ製品の**パッケージやラベルの規制を厳しく**行う。
7. 国民にタバコの**危険性をしっかりと警告**する。
8. タバコの**広告、宣伝、販売促進活動を禁止**する。
9. **タバコ依存から抜け出すための援助**を行う。
10. タバコ製品の**密輸・不法取引を根絶**する。
11. **子どもにタバコ製品を売らない**。
12. タバコ栽培に代わる経済的に実現可能な**転作を支援**する。

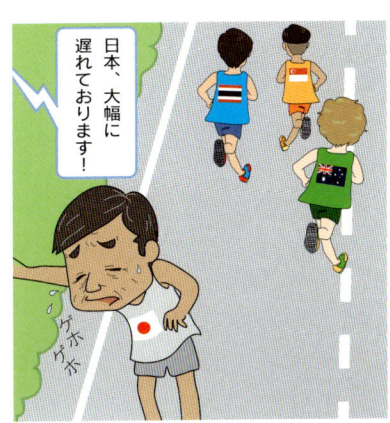

3 世界禁煙デー World No Tobacco Day を知っていますか？

毎年5月31日は世界禁煙デーです

世界禁煙デーは、1988年以降、世界保健機関（WHO）が毎年5月31日と定め、タバコ使用の危険性とタバコ産業の事業展開について広く社会に情報を送り、「世界中の人々が健康と健康的に生活する権利を主張し、未来の世代を守るために何をすることができるか」を知らせています。

WHOは毎年、禁煙デーのスローガンを発表しています（図3）[5]。

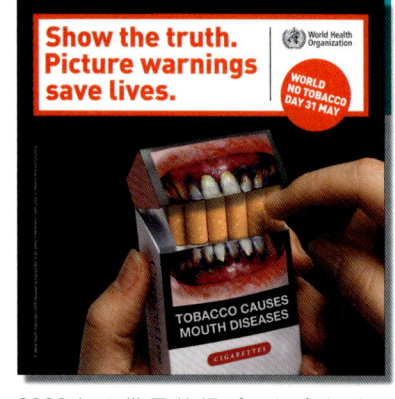

2009年の世界禁煙デーに合わせてWHOが行ったキャンペーンのマウスパッド（http://www.who.int/tobacco/resources/publications/wntd/2009/materials/wntd_mousepad_office_eng.pdf より許可を得て掲載／2011年5月19日アクセス）。ポスターやステッカーなども配布されました。

図3 世界禁煙デーのおもなスローガン

年	スローガン	補足
1988	Tobacco or health: choose health. タバコか健康か ── 健康を選ぼう	
1991	Public places and transport: better be tobacco-free. 公共の場所や交通機関は禁煙に	公共施設や交通機関の禁煙化が進みはじめました
2001	Second-hand smoke kills. Let's clear the air. 他人のタバコ煙が命を奪う　受動喫煙をなくそう	受動喫煙防止対策が具体的になりました
2005	Tobacco control and health professionals against tobacco: action and answers. タバコ対策に関与する保健医療専門家－自信をもって行動と対策を	保健医療専門家には歯科衛生士も含まれていますよ！
2007	Smoke-free environments. タバコ煙のない環境	
2008	Tobacco-Free Youth. タバコの害から若者を守ろう	
2009	Tobacco Health Warnings. 警告！　タバコの健康被害	WHOは、人々に禁煙の決心をさせるのにもっとも有効である画像と言葉の両方を含む「タバコの健康警告」を推奨しています。画像による警告は2001年からはじまり、現在26か国以上で実施されています
2010	Gender and tobacco with an emphasis on marketing to women. ジェンダーとタバコ～女性向けのマーケティングに重点をおいて～	女性が狙われています！
2011	The WHO Framework Convention on Tobacco Control. たばこ規制に関する世界保健機関枠組条約	たばこ規制に関する条約そのものをスローガンに掲げ、その普及・啓発を図ろうとするものです
2012	tobacco industry interference. タバコ関連産業の妨害から逃れよう！	タバコ関連産業の誤った誘惑に負けないで！

世界の「タバコの健康警告」はここまで進んでいます！

『たばこ規制に関する世界保健機関枠組条約』（WHO Framework Convention on Tobacco Control, FCTC）の「第11条 たばこ製品の包装及びラベル」において、以下のように記載されています（以下条文。一部略しています）。

タバコ製品の個装その他の包装ならびにあらゆる外側の包装およびラベルには、タバコの使用による有害な影響を記述する健康に関する警告を付する。この警告および情報は、

① 権限のある国内当局が承認する。
② 複数のものを組合せを替えて表示する。
③ 大きなもの、明瞭なもの、ならびに視認および判読の可能なものとする。
④ 主たる表示面の50％以上を占めるべきであり、主たる表示面の30％を下回るものであってはならない。
⑤ 写真もしくは絵を含めることができる。

WHOは、人々に禁煙の決心をさせるのにもっとも有効である画像と言葉の両方を含むタバコの健康警告を推奨しています。現在、そのような画像による警告は2001年からはじまり、すでに40か国以上で実施されています（図4）。口腔に関する警告表示（口腔疾患：歯周病、口腔がん）も多く用いられています（図5）。

各国のタバコパッケージに印刷されている口腔領域の健康警告例（http://www.tobaccolabels.ca/healthwarningimages/theme/health_effects_mouth より許可を得て転載／2011年5月19日アクセス）。ショッキングな写真を大きく掲載しています。

図4 「タバコの健康警告」導入国と導入例

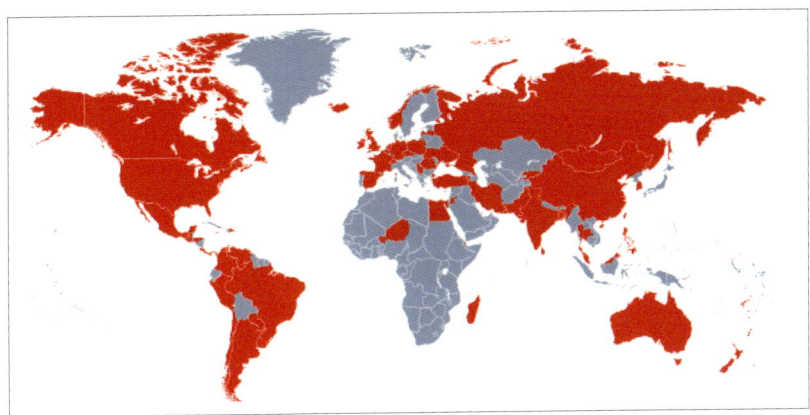

赤く塗られている40以上の国々で、タバコパッケージにタバコの健康警告表示を行っています（TOBACCO LABELLING RESOURCE CENTRE のHPを参考に作図）。

図5 各国で導入されている口腔領域に関する健康警告表示例の一部

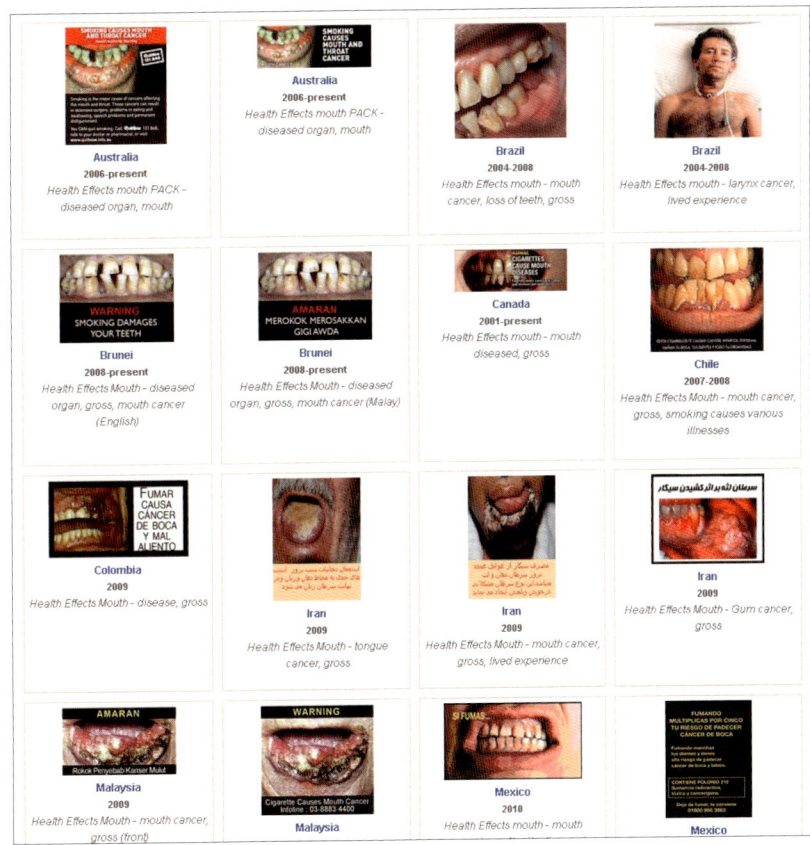

Check！ 詳細は下記HPをチェック！

WHO http://www.who.int/tobacco/wntd/2011/announcement/en/index.html
TOBACCO LABELLING RESOURCE CENTRE .... http://www.tobaccolabels.ca

4 禁煙ガイドラインとは？

禁煙ガイドラインとは、禁煙推進合同9学会（**図6**）が2005年12月に発表[4]し、その後改訂されてきたニコチン依存症に対する禁煙治療の指針です。この禁煙ガイドラインは、タバコを吸うことは病気、つまり「**ニコチン依存症とその関連疾患からなる喫煙病**」という全身疾患であり、「**喫煙者は積極的禁煙治療を必要とする患者（タバコの犠牲者）**」という認識に基づいてまとめられ[6,7]、医科だけではなく歯科の役割についても取り上げられています。

また、「医療関係者（医師、看護師、歯科医師、歯科衛生士、薬剤師、栄養士など）は、タバコのない社会環境の定着をめざし、禁煙治療、禁煙支援、禁煙政策への関与、禁煙環境の整備、喫煙防止教育など、積極的に活動すべき」としています。

医科では、この禁煙ガイドライン（2005年12月発表）に基づくニコチン依存症に対する禁煙治療が、2006年4月より、一定の条件を満たした医療機関において保険診療可能となりました。

なお『禁煙治療のための標準手順書』は、日本呼吸器学会、日本循環器学会、日本肺癌学会、日本癌学会のホームページから会員外でも最新のもの（2010年4月改訂）がダウンロードできます（**図7**）。

図6　タバコの害から国民を守るために立ち上がった禁煙推進合同9学会

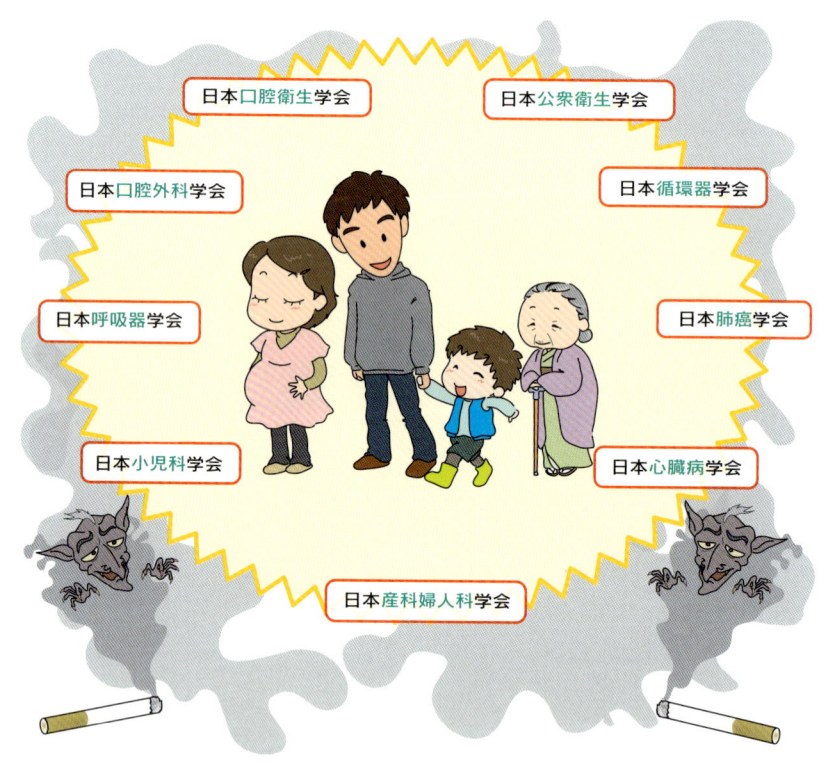

図7　禁煙治療のための標準手順書

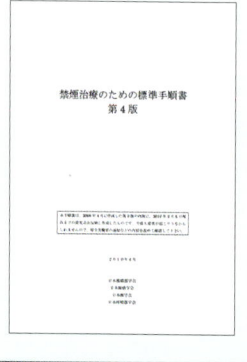

○ 2006年3月発表
○ 2010年4月改訂
○ 下記学会HPよりダウンロード可能
　・日本循環器学会
　・日本肺癌学会
　・日本癌学会
　・日本呼吸器学会

5 日本の禁煙の日を知っていますか？

　禁煙推進学術ネットワーク（http://www.kinennohi.jp/）では、2010年2月から、毎月22日を「禁煙の日」として日本記念日協会に登録し、「スワンスワン（吸わん吸わん）で禁煙を！」という活動を行っています。

　禁煙推進学術ネットワークとは、2005年に合同で「禁煙ガイドライン」を作成した9学会を母体とし、日本心臓財団からの助成により2006年に誕生しました。現在、17の参加学会が個別に禁煙推進の活動を行いながら、学会間で喫煙・禁煙に関する情報交換・情報共有を行い、

- ○喫煙によって生ずる疾患と禁煙方法や禁煙治療薬などに関する研究
- ○一般への喫煙の害・禁煙に関する知識の普及・啓発
- ○受動喫煙防止のための社会的な禁煙推進活動

などを協同で行っています。

　17の参加学会のうち歯科関係の学会は、参加順に、日本口腔外科学会、日本口腔衛生学会、日本歯周病学会、日本口腔インプラント学会、日本歯科人間ドック学会の5学会です。

　禁煙推進学術ネットワークは、喫煙の健康影響は種々の臓器・全身に及び、胎児・小児から成人まで年齢を問わないこと、また社会的な問題も多いことから、「禁煙推進活動は、喫煙疾患関連学会全体がそれぞれの専門知識を駆使しつつ、協力・連携してはじめて効果的である」という共通の認識から生まれたものです。その根底には「喫煙は喫煙病（ニコチン依存症＋喫煙関連疾患）であり、喫煙者は患者」という考えかたがあります。

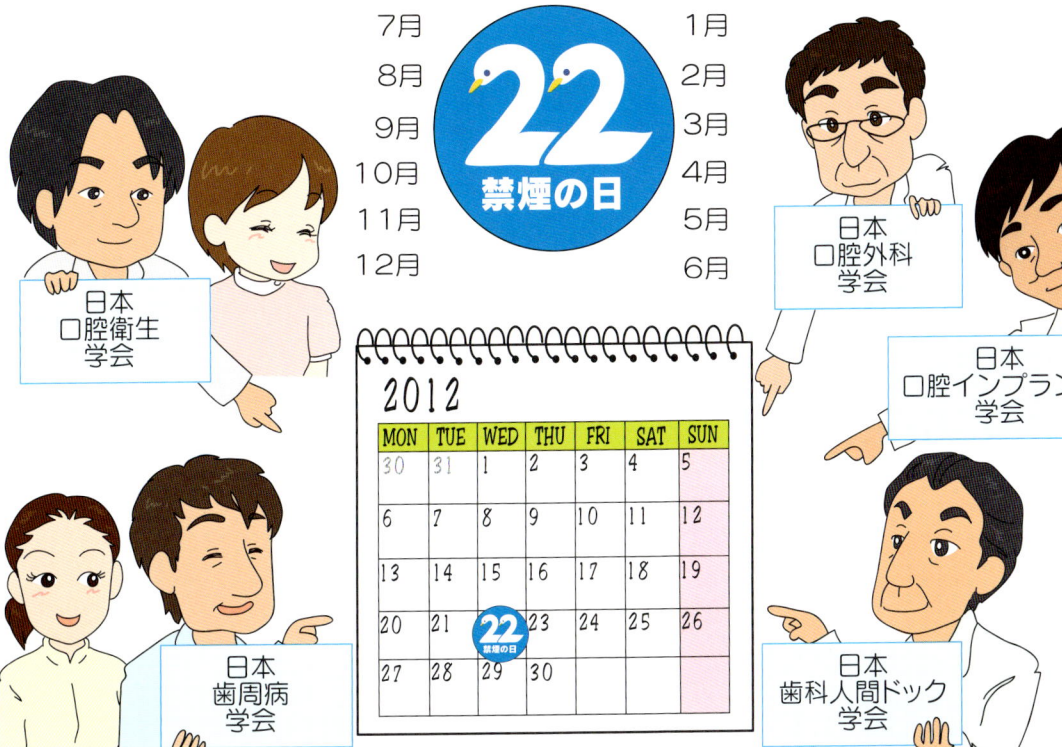

6 受動喫煙を防止する法律を知っていますか？

健康増進法内に見る受動喫煙の防止

　2003年5月1日施行の「健康増進法」（第25条　受動喫煙の防止）において、学校・官公庁施設・飲食店などの施設管理者に、受動喫煙防止の措置を講ずる努力義務を規定しました（図8）。しかし努力義務で罰則規定がないため、学校・官公庁施設・医療機関などは徐々に禁煙化してきていますが、飲食店などはなかなか進んでいません。

　その後、「たばこ規制枠組条約」の「受動喫煙防止ガイドライン」を受け、不十分ながら厚生労働省が2010年2月に、受動喫煙を防止するために飲食店や娯楽施設など多数の人が利用する公共的な空間については原則として全面禁煙とするよう求める通知を、都道府県知事などに向けて出しました（図9）。その通知を受け、全国に先駆けて神奈川県は学校、病院、焦点、官公庁施設などは禁煙に、飲食店、ホテルなどは禁煙または分煙にするとした「神奈川県公共的施設における受動喫煙防止条例」を、2010年4月1日より試行しています。

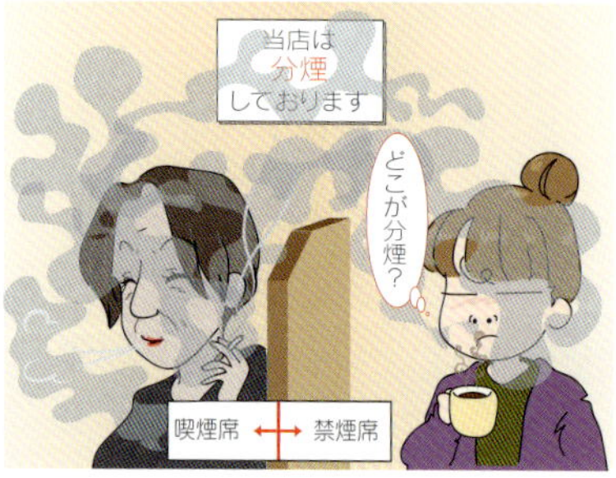

図8a　健康増進法の受動喫煙の防止に関する条文

健康増進法
公布：2002年8月2日
　　　法律第103号
施行：2003年5月1日

第五章
第二節　受動喫煙の防止
第二十五条　学校、体育館、病院、劇場、観覧場、集会場、展示場、百貨店、事務所、官公庁施設、飲食店その他の多数の者が利用する施設を管理する者は、これらを利用する者について、受動喫煙（室内またはこれに準ずる環境において他人のタバコの煙を吸わされることをいう）を防止するために必要な措置を講ずるように努めなければならない。

図8b　厚生労働省健康局長通達（2003年4月30日）その他の施設に関して

（健康増進法第25条の）「その他の施設」とは、鉄軌道駅、バスターミナル、航空旅客ターミナル、旅客船ターミナル、金融機関、美術館、博物館、社会福祉施設、商店、ホテル、旅館などの宿泊施設、屋外競技場、遊技場、娯楽施設など多数の者が利用する施設を含むものであり、同条の趣旨に鑑み、鉄軌道車両、バスおよびタクシー車両、航空機、旅客船などについても「その他の施設」に含むものである。

図9　受動喫煙防止対策についての健康局長通知（2010年2月25日健発0225第2号）概要

①受動喫煙による健康への悪影響は明確であることから、**公共の場においては原則として全面禁煙**を目指す。
②飲食店などでは、全面禁煙の実施が営業に甚大な影響を及ぼす恐れがあることにも考慮し、**やむをえない場合には分煙での対応**を認める。
③タバコの健康への悪影響や国民にとって有用な情報など、**最新の情報を収集・発信**する。
④**職場における受動喫煙防止対策と連動**して対策を進める。

タバコがないのにタバコの害！サードハンドスモーク（三次喫煙　"third-hand" smoke）を知っていますか？

　三次喫煙（thirdhand smoke）とは、残留タバコ成分による健康被害のことで、タバコ煙に含まれる物質が、喫煙者の髪の毛、衣類、部屋（車内）のカーテン、ソファなどに付着し揮発したものが汚染源となって、第三者がタバコの有害物質に暴露されるというものです（図10）[8]。タバコ煙が消失した後にも残るタバコ煙による汚染、さらにタバコ煙の残存物質が室内などの化学物質と反応して揮発する発がん性物質による害を含みます[9]。

　なお換気扇を使用したり窓を開けて換気を行っても、三次喫煙のリスクは排除できません。なぜなら、タバコ煙から排出されるニコチンや他の有害物質のほとんどは、空気中ではなく物の表面に付着して揮発するからです[10]。

図10　いたるところに潜む魔のサードハンドスモーク（三次喫煙）

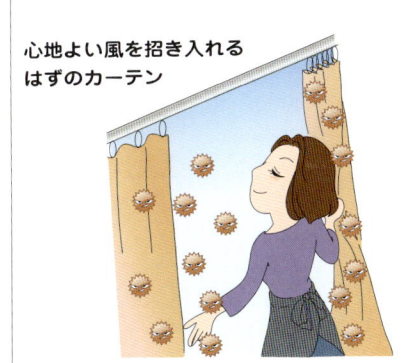

心地よい風を招き入れるはずのカーテン

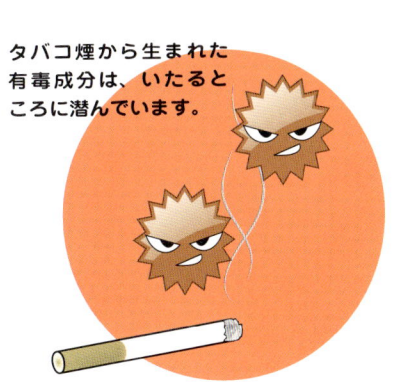

タバコ煙から生まれた有毒成分は、いたるところに潜んでいます。

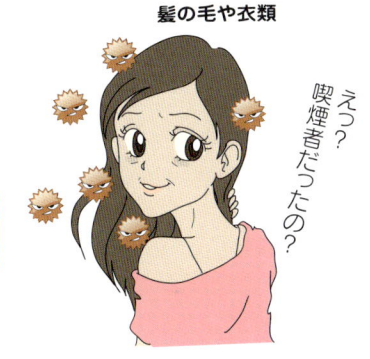

髪の毛や衣類

えっ？喫煙者だったの？

そういえば、年齢の割にお肌にシワが！

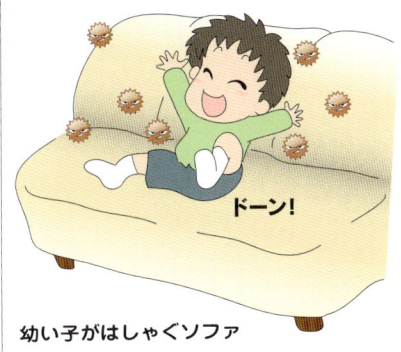

ドーン！

幼い子がはしゃぐソファ

三次喫煙の曝露は、出生前の胎児の肺に影響を与える！

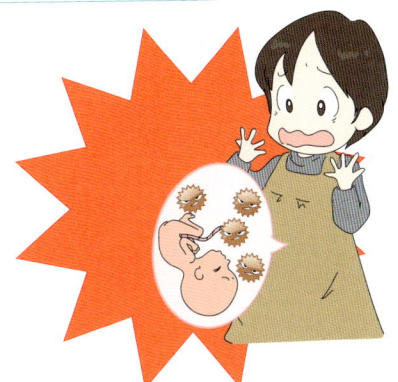

三次喫煙の曝露は、出生前の胎児に影響して、出生後や幼児期における曝露（受動喫煙）と同等かそれ以上の悪影響が肺に出るという報告があります[11]。

歯科における禁煙治療・禁煙支援の現状を知っていますか？

日本の歯周病専門医の禁煙支援の現状

2007年10月時の歯周病専門医816名（男性686名、女性130名）に対して、喫煙状況や禁煙に関する認識、禁煙支援の現状を把握するために質問票調査が行われました[12]。回収された対象は435名（回収率53.3%）で、40～50歳台が多く70.3%を占めました。その結果は図11に示すとおりです。

歯周病専門医でさえ『禁煙支援をいつも行っている』のは14.6%という結果を、皆さんはどう考えますか？

図11　日本の歯周病専門医への質問票調査結果

① 喫煙歴は、喫煙者64名（14.7%）、前喫煙者140名（32.2%）、非喫煙者225名（51.7%）。
② 患者の喫煙は56.8%が、『疾患を持っているので吸うべきではない』と考えていた。
③ 81.7%が、『歯科でも保険が適用されるべき』という意見を持っていた（現在、禁煙推進学術ネットワーク、日本禁煙学会から要望しています）。
④ 76.8%が、『歯科では口腔内の変化により禁煙指導を行いやすいと思う』に同意した。
⑤ 71.2%が、歯周病専門医の資格要件を非喫煙者とすることに賛意を示した（現在の資格要件には『非喫煙者であること』が記載されています）。
⑥ 60.3%が、ほぼ全患者の喫煙状況について把握しているとした。
⑦ 77.6%が『重症歯周病患者に喫煙者が多い』と感じ、89.6%が『喫煙する患者は治療に対する反応が悪い』と感じている。
⑧ 禁煙支援状況については表Aに示したとおりだった。なお、いつも禁煙支援を行っているものは、喫煙専門医よりも非喫煙専門医のほうが高くなった。
⑨ 禁煙支援を行わない理由は、『時間がない』（18.1%）がもっとも多く、『患者がこばむ、保険点数にならない、方法がわからない』の順になっていた（表B）。

表A　歯周病専門医の禁煙支援の現状『禁煙支援を行なっているか？』（参考文献12より引用改変）

	行なっている	必要な場合	まだ行なっていない	行うつもりなし	計
喫煙者	6 (9.7%)	26 (41.9%)	13 (21.0%)	17 (26.2%)	62
前喫煙者	20 (14.7%)	78 (57.4%)	31 (22.8%)	7 (5.1%)	136
非喫煙者	35 (15.8%)	125 (56.6%)	51 (23.1%)	10 (4.5%)	221
全体	61 (14.6%)	229 (54.7%)	95 (22.7%)	34 (8.1%)	419

臨床医のみ回答（n=435）。記載なし12名。χ^2検定：$P<0.01$
喫煙者＜前喫煙者＜非喫煙者の順に、実施率が高いことに注目！

表B　歯周病専門医が禁煙支援をしない理由（参考文献12より引用改変）

	人数	%
時間がない	78	18.1
患者がこばむ	71	16.5
保険点数にならない	68	15.8
方法がわからない	60	13.9
患者に言い出しにくい	47	10.9
資料がない	47	10.9
自分も喫煙している	23	5.3
歯科でやる必要はない	15	3.5
内科医がすでにやっている	9	2.1
歯周治療に影響はない	6	1.4
歯科医師の指示がない	4	0.9
院長が喫煙している	4	0.9
その他	32	7.4

米国の歯周病専門医の禁煙支援の現状

調査年度は不明ですが、無作為に抽出した米国の歯周病専門医1,000名に対して、喫煙状況や喫煙に関する認識、禁煙支援の現状を把握するために質問票調査が行われました[13]。回収された対象は231名（男性83%、白人80%、回収率23.1%）で、51歳以降が多く61%を占めました。その結果を図12に示します。

低い回収率の米国の結果をどう思いますか？ 米国の歯周病専門医でさえ、まだまだ禁煙支援は不十分です。

図12 米国の歯周病専門医への質問票調査結果

①喫煙率は29%。
②92%が、『禁煙支援を歯周病専門医が行うべきである』とした。
③96%が、日常臨床で喫煙歴を確認している（禁煙支援の5A ☞ 66ページ参照）が、5Aのステップが進むにつれて実施率は徐々に低下し、禁煙外来への紹介などを行う（5AのArrange）のは23%だった。
④禁煙支援を行わない理由は、『患者に言い出しにくい』67%、『時間がない』66%、『方法がわからない』46%の順となり、日本とよく似た傾向を示した（表C）。

表C 米国の歯周病専門医が禁煙支援をしない理由（参考文献13より引用改変／日本の歯周病専門医については表Bより）

	%	日本の歯周病専門医%
患者に言い出しにくい	67	11
時間がない	66	18
方法がわからない	46	14
保険点数にならない	32	16
成功率が低い	18	
患者がこばむ	14	17
患者に認識不足	14	

教育現場でも始まったばかりの禁煙支援

本書でも、またこれまでも『歯科衛生士こそが禁煙支援の主役になりうる』と声高に言われてきました[14,15]。また同時に、多くの歯科衛生士から「方法がわからない」という声が寄せられているのも事実です。でもご安心ください。前述のように、日本や米国の歯周病専門医も同じなのです。なぜなら、学生時の歯学部や歯科衛生士教育のコアカリキュラム、そして国家試験の出題基準で、禁煙支援は記載すらされていなかったのですから。

教育現場では、2010年の歯学教育モデルコアカリキュラムにおいて、はじめて歯科保健指導の1つに『禁煙指導・支援による歯周疾患、口腔がん等の予防を実施できる』が（図13）、さらに同年の歯科医師国家試験出題基準の必修、総論および各論で『禁煙指導・支援』が掲載されたばかりです。

つまり、これから一緒に学んでいっても、けっして遅いことはありません。

図13 平成22年度歯学教育モデルコアカリキュラム

E-1-6) 口腔保健

一般目標
口腔疾患を予防し、口腔保健を向上させるために必要となる基本的な知識、技能および態度を身につける。

到達目標：

E-1-6)-(1) 予防処置
①フッ化物の歯面塗布を実施できる。
②予防填塞を実施できる。
③歯周疾患の予防処置を実施できる。

E-1-6)-(2) 歯科保健指導
①口腔の健康度やリスクを評価し、対象者に説明できる。
②セルフケアを行えるように適切な動機づけができる。
③適切な口腔清掃法を指導できる。
④適切な食事指導（栄養指導）を実施できる。
⑤生活習慣に関して適切に指導できる。
⑥禁煙指導・支援による歯周疾患、口腔がん等の予防を実施できる。
⑦ライフステージに応じた食育について説明できる。

電子タバコ・無煙タバコに要注意！

電子タバコにもニコチンなどが含まれている

　禁煙意識の高まりや2010年10月からのたばこ税の増税の影響などから、禁煙関連商品として、電子タバコの需要が増大しています。しかしWHOは、2008年9月、電子タバコの安全性や効果に関して警告を発し、けっして禁煙に繋がらないことを指摘しています（**図14**）。さらにアメリカ食品医薬品局（FDA）も、2009年5月に『ニコチンが含まれていないという電子タバコのカートリッジから、微量のニコチンやジエチレングリコールが検出されるものがあった』という調査結果を公表しています。

　国内においても、国民生活センターの調査で、国内で販売されている25銘柄45種類の味中、11銘柄15種類の味でニコチンが検出されたことを受け、厚生労働省でも、『ニコチンは医薬品成分で、電子タバコに含まれると認識しないまま長期間・くり返し使用すると、吐き気や嘔吐、痙攣、頭痛、めまいなどの副作用や依存性が現れたり、妊婦などハイリスクの人に影響を及ぼす恐れがある』との注意勧告を公表しました[16～18]。

　図15に電子タバコの問題点を列記します。けっして禁煙関連商品とは言えないことを理解しておきましょう。

図14　WHOによる電子タバコの安全性と効果に関する警告

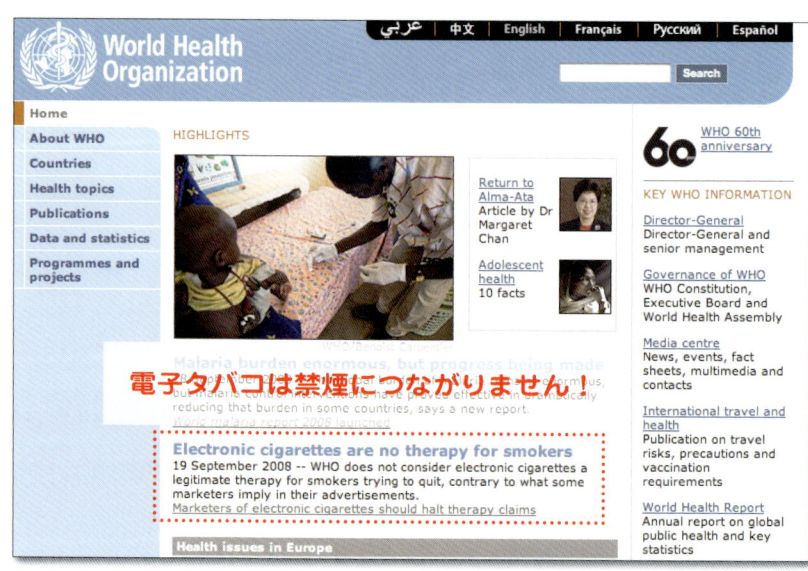

2009年、WHOはそのHPにて「電子タバコは禁煙につながりません！」と大きく警告しました。

図15　電子タバコの問題点

①有害物質（ジエチレングリコールやニトロソアミン）が含まれているものがある。
②若年者の喫煙誘発の危険性がある。
③行動療法的にもタバコと似た製品を使うことで、タバコを吸う行動の習慣が改善せず、かえって禁煙しにくくなる可能性がある。
④禁煙エリアでは、タバコを吸っているように見えるのでトラブルになる。
⑤爆発事例が報告されている。

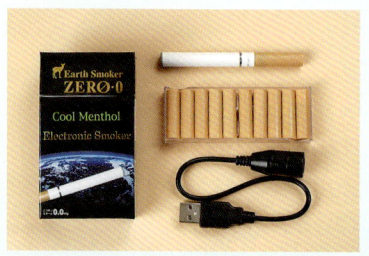

電子タバコの一例。パソコンからUSB経由で充電し、吸口（右中央）を本体にはめて吸引するモデル。

第1章 禁煙支援最新情報

若者に広がりつつある無煙タバコ（Smokeless Tobacco）

ガムタバコ流行の兆しあり？

　欧米では口に含む『ガムタバコ』の他、鼻に詰める『嗅ぎタバコ』も愛好され、がんなどのさまざまな病変が局所の粘膜に生じ、生命を失う危険性が報告されています。また南アジアでは、ビンロウ（噛みタバコに似たもの）とともに『タバコ葉』を噛む習慣があり（図16）、そのような地域では口腔がんの死亡率がすべてのがん死亡率の第1位となっています。

　日本では煙が出るタバコの害については啓発が進んできていますが、『ガムタバコ』の害についてはほとんど認識されておらず、特に口腔がんとの関係が強いことからも、歯科医療従事者は留意しておく必要があります[19]。

　たとえばスウェーデン製のガムタバコが「タバコ製品（スヌース、Snus）」（図17）として2003年に輸入販売され、新たに若者のあいだに広まろうとしています。この『ガムタバコ』1粒には、通常のタバコ1本分に相当するニコチン1mgとタバコの葉そのものが含まれています。1箱（10個入り）280円程で手軽に買えるばかりか、チューイングガムそっくりで甘いので、タバコをはじめて吸うよりも抵抗が少なく、通常のガムと見分けがつきにくいので、子どもや若者などが手を出しやすいことが懸念されています。また、禁煙補助剤『ニコレット』などと同様の効果と思われてしまうという誤解も心配されています[20]。

ガムタバコのリスク

　『ガムタバコ』は『かみ（噛み）タバコ』の一種で、煙が出ないために受動喫煙の問題が生じにくいかもしれません（ただし、呼出煙などによる三次喫煙の危険は残ります）。しかし、紙巻きタバコと同様に発がん性や依存性といった健康への悪影響があり、タバコ成分を直接口腔に入れるため、紙巻きタバコより有害物質が吸収されやすくなると指摘されています。さらに、小児における誤飲など、一般のチューイングガムなどとの誤認による摂取、未成年者の使用、禁煙補助剤との誤解などが懸念されます。

図16　台湾でのビンロウ販売の実際

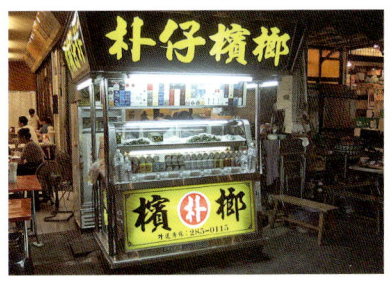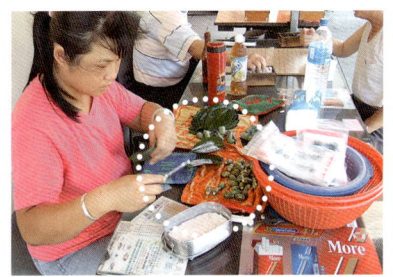

台湾でのビンロウ販売店（2008年7月、著者撮影）。ガラス容器内にビンロウが保存、陳列されています。また露天でも作製されています。

図17　スヌース（2010年のクリスマスシーズンに出されたクリスマスバージョン）

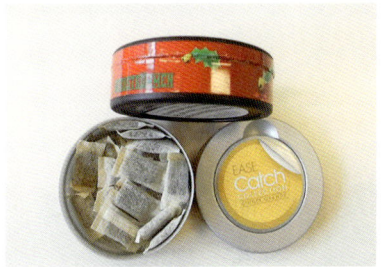

紅茶のパック状のものを口唇と歯肉とのあいだに挟むように置きます。アメリカ、カナダ、EUではスイスとスウェーデンで、最近、特に若者のあいだで無煙タバコ製品の消費量が増加しているようです[20]。しかも若者のあいだでは、無煙タバコと従来のタバコとの両刀使いが一般的なようです[20]。（写真は札幌学院大学経営学部・北田雅子先生のご厚意による）

図18　ガムタバコについて

○「ガムタバコ」とはどのようなもの？
　「ガムタバコ」は、「かみ（噛み）タバコ」の一種であり、煙の出ないガムタバコです。「かみタバコ」には、一般に、甘味料や香料が加えられています。

○「ガムタバコ」は、健康へのどんな影響がある？
　「ガムタバコ」は、形態として「かみタバコ」の一種です。「かみタバコ」については、紙巻きガムタバコによる喫煙と同様に、さまざまな健康への悪影響や依存性が指摘されています。

○どのようなことに注意すればよい？
　「かみタバコ」は、紙巻きタバコによる喫煙と同様に、さまざまな健康への悪影響や依存性が指摘されています。

（参考文献21より引用改変）

　そこで厚生労働省健康局総務課生活習慣病対策室は、『タバコと健康に関する情報ページ』のなかで「ガムタバコと健康に関する情報について」として、図18のように「ガムタバコ」に対する注意を呼びかけています。

コラム　世界唯一のタバコのない国！　もっとも幸福な国・ブータンとFCTC違反国・日本

ヒマラヤの桃源郷といわれているヒマラヤ東部の仏教国ブータンでは、2004年12月17日から国内でのタバコの販売禁止が決まりました。世界初の試みとなるこの政策は、環境と健康を重視するジグミ・シンゲ・ワンチュク国王（2011年11月に来日したジグミ・ケサル・ナムゲル・ワンチュク国王の前国王）のGNH（国民総幸福、Gross National Happiness）を基本にするという国家スローガンに基づいているそうです。

ブータンでは、35年も前から、公平で将来の世代に負担を回さない経済発展、多様な伝統文化の継承と振興、自然環境の保護、不正のない統治などに努め、すばらしいタバコのない脱タバコ社会が実現されています。

それに対し日本はどうでしょうか？　来日時にもブータンが脱タバコ国家であることを一切報道しないばかり

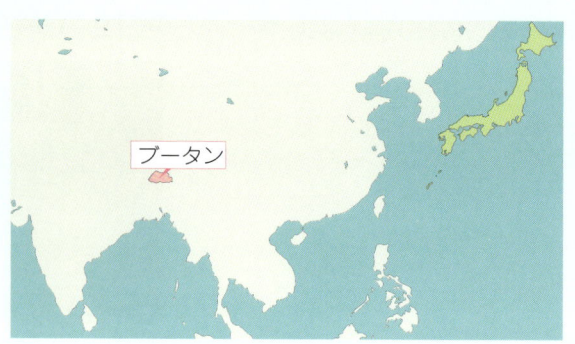

か、タバコ自販機の氾濫、テレビや週刊誌、コンビニでの大々的な宣伝など、FCTC締結国にも関わらずFCTC違反（☞21ページ参照）をくり返しています。

第1章　参考文献

1. WHO: WHO report on the global tobacco epidemic, 2011: warning about the dangers of tobacco. MPOWER 2011
2. Katanoda K, Marugame T, Saika K, Satoh H, Tajima K, Suzuki T, Tamakoshi A, Tsugane S, Sobue T. Population attributable fraction of mortality associated with tobacco smoking in Japan: a pooled analysis of three large-scale cohort studies. J Epidemiol 2008;18(6):251-264.
3. 国立がん研究センター．受動喫煙による肺がんと虚血性心疾患の死亡数．http://www.ncc.go.jp/jp/information/pdf/20101021_tobacco.pdf（2011年10月19日アクセス）
4. WHO: WHO Framework Convention on Tobacco Control. http://www.who.int/fctc/en/index.html（2011年12月28日アクセス）
5. WHO: All World No Tobacco Days. http://www.who.int/tobacco/wntd/previous/en/index.html（2011年12月28日アクセス）
6. 藤原久義，阿彦忠之，飯田真美，加治正行，木下勝之，高野照夫，高橋裕子，竹下彰，土居義典，友池仁暢，中澤　誠，永井厚志，埴岡　隆，平野　隆，伊藤隆之，小川久雄，望月友美子，吉澤信夫，川上雅彦，川根博司，神山由香理，柴田敏之，薗　潤，坪井正博，中田ゆり，中村正和，中村　靖，松村敬久，大和　浩，島本和明，代田浩之，日本口腔衛生学会，日本口腔外科学会，日本公衆衛生学会，日本呼吸器学会，日本産婦人科学会，日本循環器学会．循環器病の診断と治療に関するガイドライン（2003-2004年度合同研究班報告）．禁煙ガイドライン．Circ J 2005;69(Suppl. IV):1005-1103.
7. 日本禁煙学会．禁煙学．第2版．東京：南山堂，2010．
8. Winickoff JP, Friebely J, Tanski SE, Sherrod C, Matt GE, Hovell MF, McMillen RC. Beliefs about the health effects of "thirdhand" smoke and home smoking bans. Pediatrics 2009;123(1):e74-79.
9. Burton A. Does the smoke ever really clear? Thirdhand smoke exposure raises new concerns. Environ Health Perspect 2011;119(2):A70-74.
10. Matt GE, Quintana PJ, Zakarian JM, Fortmann AL, Chatfield DA, Hoh E, Uribe AM, Hovell MF. When smokers move out and non-smokers move in: residential thirdhand smoke pollution and exposure. Tob Control 2011;20(1):e1.
11. Rehan VK, Sakurai R, Torday JS. Thirdhand Smoke: A New Dimension to the Effects of Cigarette Smoke on the Developing Lung. Am J Physiol Lung Cell Mol Physiol 2011;301(1):L1-8.
12. 大森みさき，稲垣幸司，両角俊哉，横田誠，沼部幸博，佐藤聡，上田雅俊，山田了，伊藤公一．歯周病専門医に対する喫煙に関する質問票調査．日歯周誌 2009;51(4):334-345.
13. Patel AM, Blanchard SB, Christen AG, Bandy RW, Romito LM. A survey of United States periodontists' knowledge, attitudes, and behaviors related to tobacco-cessation interventions. J Periodontol 2011;82(3):367-376.
14. Edwards D, Freeman T, Roche AM. Dentists' and dental hygienists' role in smoking cessation:an examination and comparison of current practice and barriers to service provision. Health Promot J Austr 2006;17(2):145-151.
15. Freeman T, Roche AM, Williamson P, Pidd K. What factors need to be addressed to support dental hygienists to assist their patients to quit smoking? Nicotine Tob Res 2012 Feb 17. (Epub ahead of print)
16. 国民生活センター：電子タバコの安全性を考える．http://www.kokusen.go.jp/news/data/n-20100818_1.html（2011年12月4日アクセス）
17. 厚生労働省医薬食品局監視指導・麻薬対策課：ニコチンを含有する電子タバコに関する危害防止措置について．http://www.mhlw.go.jp/stf/houdou/2r9852000000zlvf.html（2011年12月4日アクセス）
18. 厚生労働省医薬食品局監視指導・麻薬対策課：ニコチンが含まれる電子タバコがあります．http://www.mhlw.go.jp/topics/2010/08/tp0819-2.html（2011年12月4日アクセス）
19. 日本学術会議：ガムたばこの蔓延阻止に向けて．http://www.scj.go.jp/ja/info/kohyo/pdf/kohyo-19-t1031-4.pdf#search='ガムたばこ'（2011年12月4日アクセス）
20. 北田雅子．有害なタバコ製品スヌース．無煙タバコは非常に有害なタバコ製品である．禁煙会誌 2011;6(4):57-61.
21. 厚生労働省健康局総務課生活習慣病対策室；ガムたばこと健康に関する情報について．http://www.mhlw.go.jp/topics/tobacco/jouhou/index.html（2011年12月4日アクセス）

2

タバコを吸うことは病気？

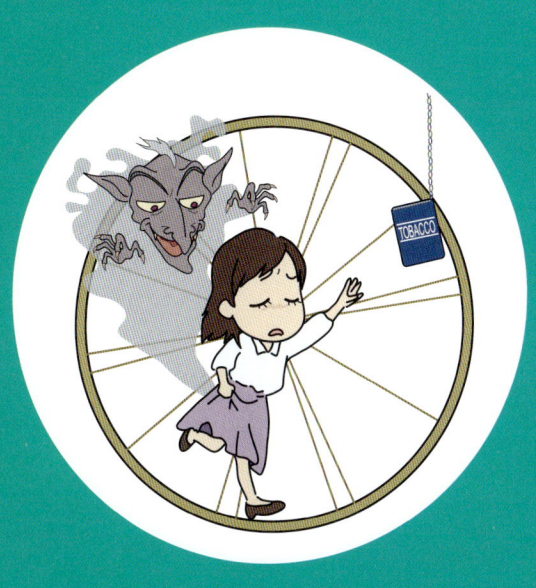

1 国際的な疾患分類における喫煙の位置づけ

いままでは、"タバコは嗜好品"で、"喫煙は単なる習慣"であり、"本人の「意思」の問題"であるとみなされていました。しかし現在では、タバコがやめられないのは"心理的依存"とニコチン（依存性薬物）に対する"身体的依存（ニコチン依存）"より成り立つ『ニコチン依存症（薬物依存症の1つ）』という精神疾患として認識されています[1〜3]。

ゆえにタバコは、「嗜好品や習慣ではない！」「依存性薬物である！」ということを皆さんが理解し、患者さんに説明すること大切です。

■ 国際的な疾患分類（診断基準）…WHOと米国精神医学会

世界保健機関国際疾病分類（International Statistical Classification of Diseases 10th Revision: ICD-10）[4]では「F17 タバコ使用による精神および行動の障害（慢性ニコチン中毒）」として、喫煙は疾患カテゴリーに規定されています。ICD-10の依存症診断基準を適用すると、喫煙者のほぼ100％がニコチン依存症と診断されます（図1）。

また米国精神医学会診断基準（Diagnostic and Statistical Manual of Mental Disorders, 4th Revision: DSM-IV-TR）[5]においても、「305.1 ニコチン依存」が、疾患として1987年にすでに規定されています。DSM-IV-TRでは、物質使用障害を乱用（物質使用による社会生活の障害や法的問題）と依存（重大な結果の予見にも関わらず継続使用）に分類しています（図2）[1, 4〜7]。

> 患者さんやまわりの人で、思い当たるものがありますよね？
> 日本での疾患概念は、
> ☞24ページ参照

図1 ICD-10の依存症診断基準（WHO）

1. 嗜好を超えた強迫的喫煙欲求を持っている。
2. 喫煙量や喫煙時期をコントロールすることに困難を感じている。
3. 禁煙時の離脱症状（禁断症状）を覚える。
4. 喫煙開始時に比べると喫煙本数の増加（耐性）が認められる。
5. 人によっては喫煙のために映画や海外旅行をあきらめる。
6. 健康リスクが明白であるにも関わらず、依然として喫煙を続けている。

依存症の診断には、これら6項目のうち3項目以上が1か月以上にわたって継続することが必要となります。

図2 物質使用障害（米国精神医学会）

1. 物質乱用
   物質の反復使用による好ましくない結果（社会生活の障害や法的問題）が反復的かつ著明に起こるという不適応的な物質使用様式。
2. 物質依存
   物質に関連した重大な結果にも関わらず、その物質を使用し続けることを示す認知的、行動的、生理学的症状の一群。

2 ニコチン依存症とは

ニコチン依存には、ニコチンが不足することによる離脱症状（生理的症状）が現れる**身体的依存**と、ニコチンを渇望し吸ってしまう行動的症状、および喫煙・受動喫煙の害を否定し、喫煙を美化、合理化・正当化し、禁煙は不必要で不可能だと考える認知的症状が現れる**心理的依存**の2つの依存があります。そして身体的および心理的依存に見られる3つの症状は、相互に増幅し合い循環しています（**図3**）。特に認知的症状については、正しく理解されていないようです。

ここでは、ニコチン依存症についての理解を深めていきましょう。

図3　ニコチン依存の3要素とその関係性

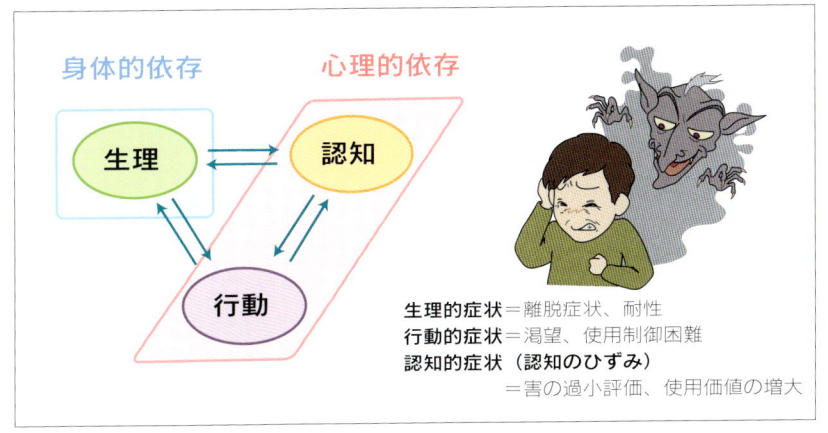

生理的症状 ＝離脱症状、耐性
行動的症状 ＝渇望、使用制御困難
認知的症状 （認知のひずみ）
　　　　　 ＝害の過小評価、使用価値の増大

（参考文献6より引用改変）

■ ニコチンと他の薬物の違い

ニコチンの依存性はヘロインやコカインと同等の強さですが、合法的に問題なく販売もされていることから、「まさかヘロインやコカインと同等だなんて……」のように、その依存性については認知されていません。そういった意味では、ヘロインやコカインよりも依存性が高いかもしれません[6,7]。

ニコチンには精神抑制作用がなく、使用後も日常生活を妨げないことから乱用はあまり問題にならないですが、乱用性が低いからといって依存性が低いわけではありません（乱用性と依存性は混同されやすく、これも喫煙に対する誤った認識の1つです）。つまり、タバコを吸って酩酊（泥酔）すること

WANTED タバコ
あなたの健康をじわじわと害します。受動喫煙・三次喫煙、つまりあなたのニコチン中毒の影響により、あなたの周囲の大切な人の健康をも奪います。

＞

WANTED ヘロイン コカイン
あなたの健康を著しく損ないます。

はありませんが、なかなかやめにくく健康を破壊する危険性があります。

さらに、受動喫煙や三次喫煙により不特定多数の健康までにも悪影響を与える点は、他の薬物との大きな違いといえます[4,5]。

ニコチン依存症の機序

「ほっとする」メカニズム

喫煙者は、タバコを吸うとどんな気持ちになるでしょうか？　いわゆる「タバコの効用」[8]とされているものには、どんなものがあるか、考えてみましょう。

- ほっとする、リラックスできる
- 気分が落ち着く、集中できる
- ストレス解消になる

だれもがこのようなイメージを持っていることと思います。ではこの「ほっとする」「落ち着く」という感情は、身体のどこから来ていると思いますか？　これを理解することが、ニコチン依存症を解決する糸口となります。

人間は、脳の前方部（側座核）にドパミンという快楽物質が分泌されることで、「ほっとする」「落ち着く」といった気持ちや楽しい感情が生まれてきます。具体的なメカニズムを見てみると、

① たとえば「おいしいご飯をいっぱい食べた」「おしゃべりして楽しかった」「仕事や勉強（試験）が終わった」という身体によい情報が脳の後方部（腹側被蓋野）に伝わると、

② 脳の前方部（側座核）と後方部（腹側被蓋野）を結ぶ**ドパミン作動性神経**にアセチルコリンという物質が分泌され、ドパミン作動性神経の鍵穴（受容器）にはまり込み、

③ ドパミン作動性神経が興奮して電流が流れ、前方部（**側坐核**）でドパミンが分泌され、

④「ほっとする」「落ち着く」という気持ちのよい楽しい感情が生まれるのです。

これを、脳内報酬系の賦活化回路といいます（**図4**）。

図4　「ほっとする」メカニズム—脳内報酬系の賦活化回路—

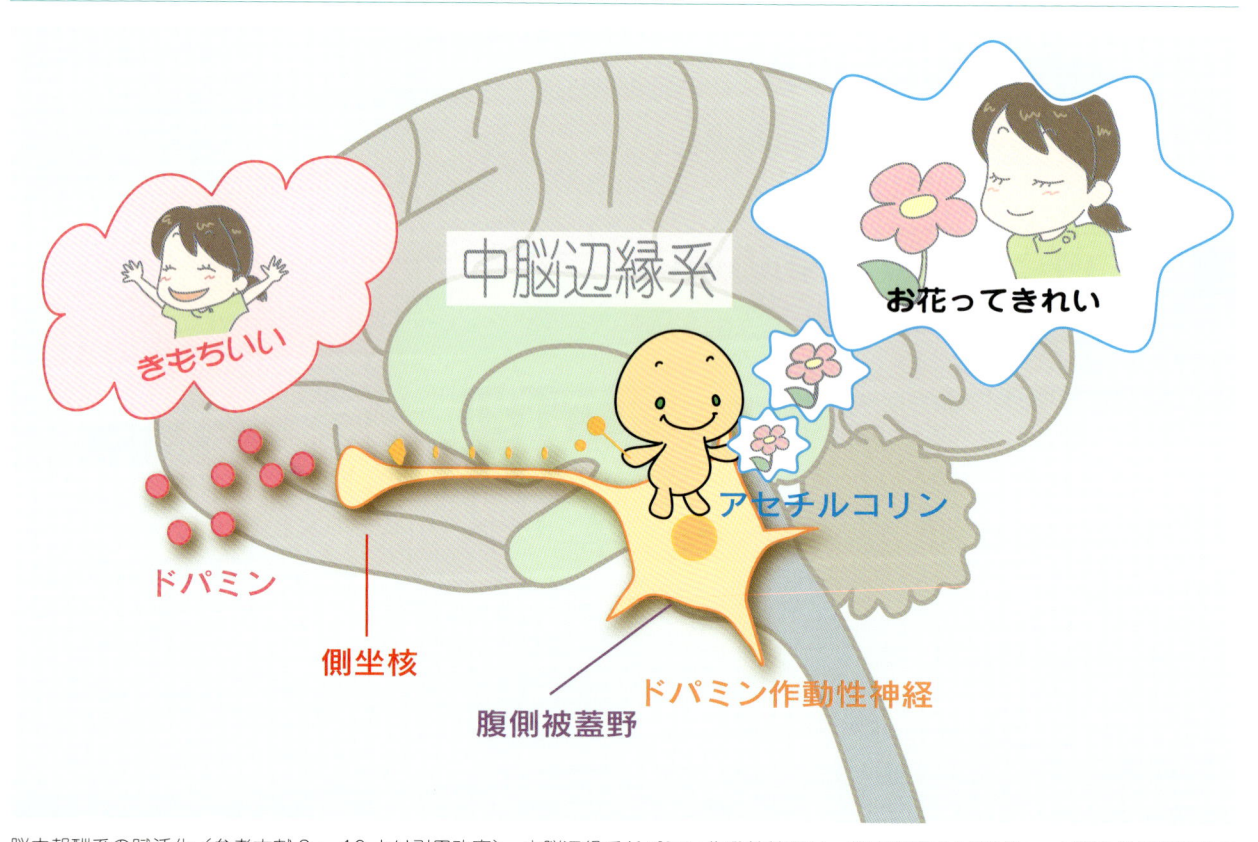

脳内報酬系の賦活化（参考文献8〜10より引用改変）。中脳辺縁系ドパミン作動性神経は、脳内報酬系と呼ばれ、中脳腹側被蓋野から側坐核へ投射され賦活化されることで、満足感、多幸感、覚醒効果、緊張緩和効果などの報酬が発現します[6〜10]。

ニコチンが入るとどうなる？

実はニコチンは、このアセチルコリンと同じような作用（アセチルコリンという鍵に似た合鍵）を持っています。つまり、タバコを吸って5〜10秒もすると肺から脳に向かう血流に乗ってニコチンがやってきて、この神経に結合した瞬間に、(身体によいことは何もなくても)この神経が興奮してドパミンが分泌され、安らいだ落ち着いた気持ちになれるのです。

よいことがなくても、タバコを吸いさえすれば直接ドパミンが分泌されて、落ち着いた安らいだ気持ちになれる！——単純に考えると、タバコを吸うだけでこんなすばらしいことが達成されるとしたら、「もうけた」と思いませんか？　しかし、いい話にはよく落とし穴があるものです。

たとえばAさんが、ある日からあること（仕事などで画期的な業績をあげたり、小説が大ベストセラーになって）によって、毎月1,000万円の収入が入ってきたとします。何も仕事をしなくても、いくらでも贅沢ができる生活になりました。実にいい話ですよね。では、そんなAさんの「がんばって仕事をしよう」という意欲はどうなるでしょうか？　嫌な思いまでして「がんばって仕事しよう」なんて意欲は、きっとなくなりますよね。

実は脳内でも同じようなことが起こります。身体によい情報によって出てきたアセチルコリンを受け取り、興奮してドパミンを分泌して「落ち着く」「安らぐ」といった気持ちを作り出していたドパミン作動性神経が、ニコチンがいつもやってくるようになった後では、なんと鈍ってしまうのです。

さらに、**いったん鈍ってしまうと、身体にいくらよい情報があったとしても、脳はそれに反応しなくなってきます**。なんと脳の前方部（側座核）の細胞も、ドパミンを受け取る仕事を少々さぼるのです。これは、タバコを吸うことでニコチンがいつもやってくるようになり、瞬間的に多量のドパミンが出てくるのならば、「それで十分」ということになってしまう——つまりドパミンに対する反応性が鈍るのです。これをシナプス機能不全（図5）といい、これこそがニコチン依存症の正体なのです[7, 8]。

図5　ニコチンによる脳内報酬系のシナプス機能不全のはじまり

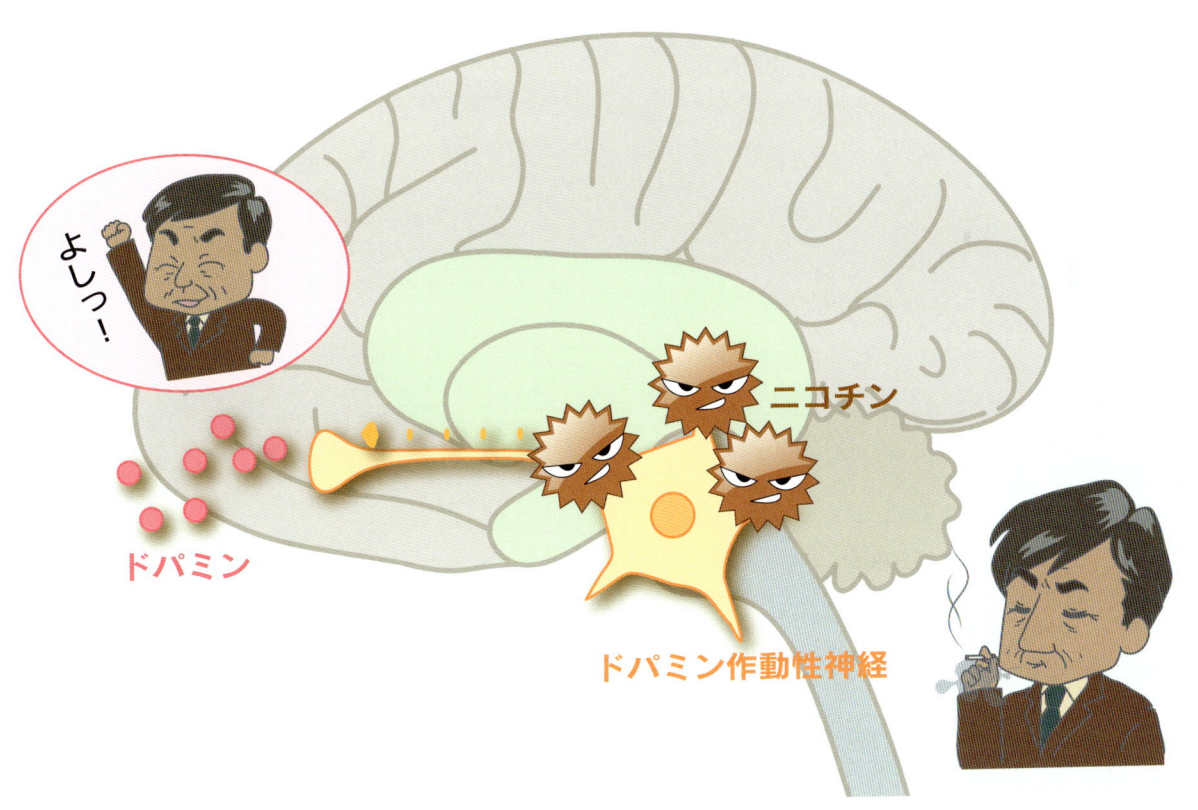

シナプス機能不全（参考文献8〜10より引用改変）。　ニコチンは、ドパミン作動性神経のニコチン性アセチルコリン受容体に直接作用してドパミン放出を促進します。いったんそのようなニコチンを介した回路が成立すると、いままでの正常な脳内報酬系の回路が機能しにくくなり、シナプス機能不全になります。これがニコチン依存症です[7〜11]。

「ストレス解消」のウソ

さて、ここで具体例をあげながらシナプス機能不全について考えてみましょう。

図6は、喫煙者が普段タバコを吸うタイミングの代表的なものです。ここで少し考えてみましょう。先ほど、タバコの効用とされているものとして「落ち着く」「ストレス解消」などがあると述べました。しかし、「朝、ぐっすり寝て、起きたとき」はストレスは溜まっているでしょうか？　寝不足・二日酔いでイライラしているときだけ、タバコを吸っているわけではないでしょう。「おいしいものを食べた後」も「仕事が一段落した後」も「お酒を楽しく飲んでいるとき」も、いつもストレスが溜まっているわけではないはずです。むしろ、**ストレスから解放されたときにタバコを吸っているように思いませんか？**

実は、これもシナプス機能不全のせいなのです。脳の前方部（側坐核）の細胞がドパミンを受け取る仕事を少々さぼるようになった結果、「ご飯を食べたよ」とか「仕事が終わったよ」といった「身体によいこと」を受け取る能力が落ちてしまい、本来ならストレスから解放されているはずのときでも、もっとドパミンを欲するようになる──つまりタバコがないと落ち着きや安らぎを感じられなくなってしまうのです。

どんな喫煙者も、子どものころは、ご飯を食べた後や宿題が終わった後にタバコが必要だったとは思えません。つまり、喫煙することで子どものころとは異なる、**タバコがないと落ち着きや安らぎを感じることができない身体（第2の自分）に変わってしまった**ということなのです（図7）。

図6　タバコによるストレス解消の錯覚（誤解）

1日のうち、タバコを吸っているのはどんなとき？

・朝、ぐっすり寝て、起きたとき
・おいしいものを食べた後
・仕事や勉強が一段落したとき
・お酒を楽しく飲んでいるとき

> このとき、あなたはストレスがたまっていますか？

日常、喫煙者がタバコを吸うときって、どんなときでしょうか？　ストレス解消と錯覚（誤解）していませんか？　しかもそれは喫煙者だけではなく、タバコを吸わない非喫煙者もそう思っているとは思いませんか？（参考文献8、9より引用改変）。

図7　ニコチンによる脳内報酬系のシナプス機能不全の確立

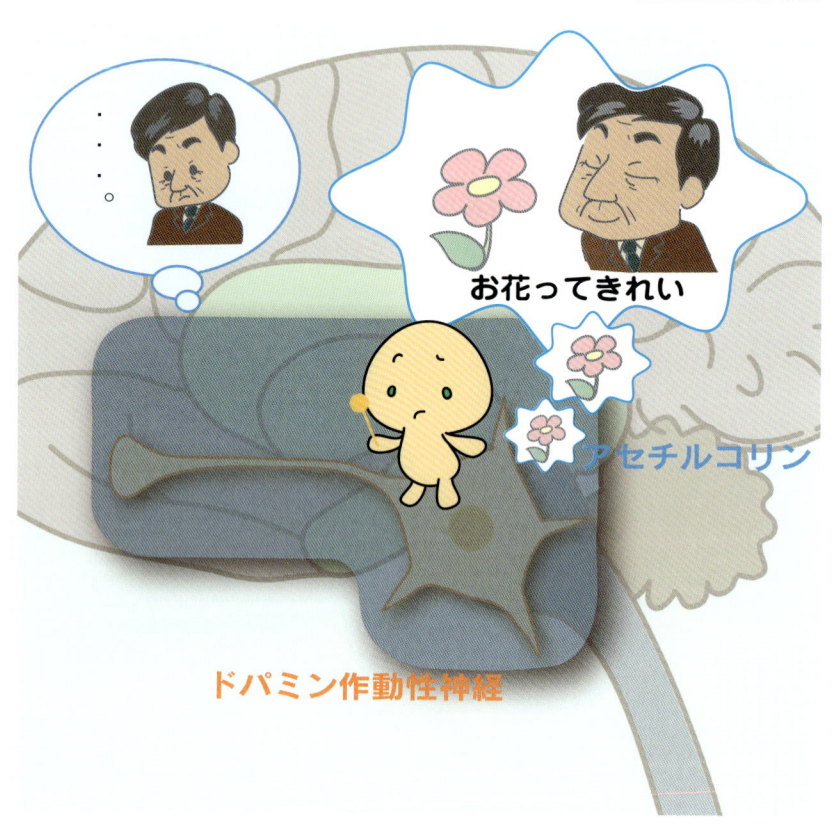

お花ってきれい

アセチルコリン

ドパミン作動性神経

身体によい情報が入ってきても、もはやそれだけでは満足できなくなってしまいます（参考文献7～11より引用改変）。

喫煙者は、タバコを吸わなけれ ば幸福感を感じない身体になっ てしまった

喫煙者から、以下のような訴えをよ く聞くことがあると思います。
・タバコがない人生なんて、考えられ ない。
・タバコがない人生なんて、つらくて 耐えられそうにない。
・タバコを吸わずにがまんしている と、うつになりそうだ。
・タバコをやめるくらいなら、死んだ ほうがましだ。

何を大げさなと思われるかもしれま せんが、このように喫煙者が思うのは 当然なのです。まさにこれこそがシナ プス機能不全の結果なのですから。

タバコを吸えば「幸せになれる」「集 中力が出る」「落ち着ける」というのは、 嘘ではありません。しかし裏を返せば、 **喫煙者はタバコを吸わないと「幸せを 感じにくい」「集中力が出ない」「落ち 着けない」身体になってしまっている** のです。

このことを皆さんが理解すること、

図8　喫煙者の身体

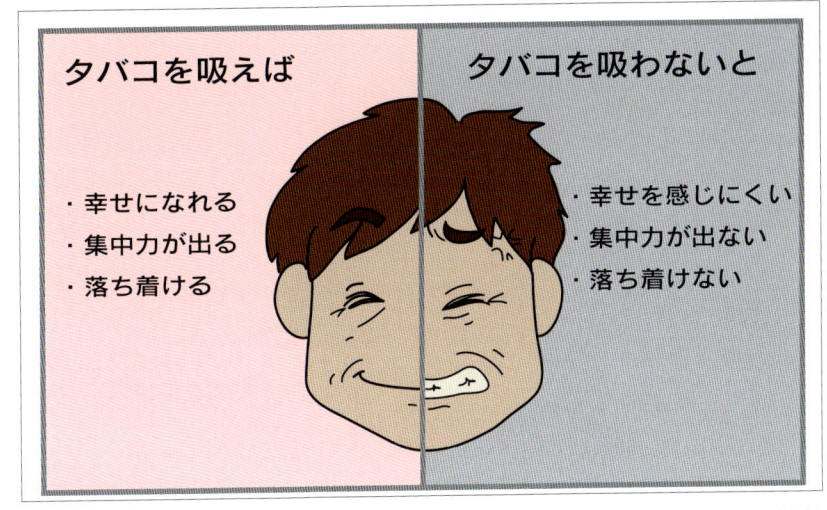

タバコを吸えば	タバコを吸わないと
・幸せになれる ・集中力が出る ・落ち着ける	・幸せを感じにくい ・集中力が出ない ・落ち着けない

喫煙者におけるタバコに対する錯覚（誤解）。実は多くの非喫煙者も、真実を知らず左側 のような錯覚（誤解）に陥っています（参考文献8より引用改変）。

そして喫煙者に理解させることが、禁 煙支援の基盤になります（図8）。

血中ニコチン濃度から見るニコチン依存症のメカニズム

タバコを吸うと、血中のニコチン濃 度が一気に上昇して、前述のとおり脳 内回路が繋がりドパミンが分泌され、 「ほっとする」「落ち着く」という錯覚 （誤解）が生じます。しかしニコチン は異物として肝臓で代謝され、30分 前後で急激に排出され消失します。す るとどうなるでしょう？「なんとな く落ち着かない」「集中できない」と いう感じになり、意思とは関係なくタ バコを吸って血中のニコチン濃度を一 気に上昇させ、（誤解にもかかわらず） 「ほっとする」「落ち着く」ようになろ うとします。そしてこれは30分〜1 時間の周期でくり返されます（図9）。

よく喫煙者は規則正しい周期でタバ コを吸っているように見えますが、実 はこういったメカニズムがそこにはあ ります。つまり喫煙者は、タバコによ る錯覚（誤解）を招いているだけにす ぎないことに気がつかない状態で、**ニ コチン切れの一時的なストレス解消の**

図9　ニコチン摂取必要濃度と喫煙行動

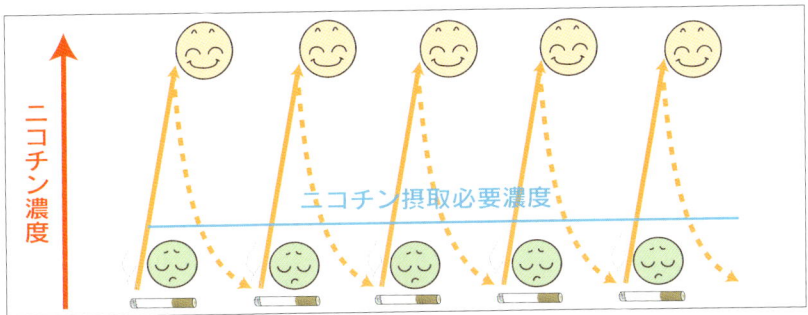

タバコを吸うと、血中のニコチン濃度が一気に上昇して「落ち着く」「安らぐ」という感 覚（錯覚）に一瞬なります。しかし身体に入ったニコチンは30分〜1時間も経つと、肝 臓が毒物を一生懸命分解して（代謝して）尿となって排出されます。すると身体からニ コチンがなくなって、「なんとなく落ち着かない」「手持ち無沙汰」「集中できない」とい う感覚（これも錯覚）になります。そこでタバコを吸うと、また血中のニコチン濃度が 一気に上昇して「落ち着く」「安らぐ」という感覚（まさに錯覚）に一瞬なります。これ をくり返して、喫煙者の1日が過ぎていくのです。1日中自由に吸えれば、ちょうど20 回くらい（1箱）になります（参考文献8、9より引用改変）。

ためにだけ、意思とは関係なくタバコ を吸い続けているのです。けっして意 図して規則正しくタバコを吸おうとし

ているわけではありません。

さて、禁煙支援を行うわれわれに とって、このメカニズムを理解するこ

とはとても重要になります。前述の「毎月1,000万円の収入が入ってくる」たとえ話で説明しましょう。

Aさんは大金持ちになったので仕事をやめてしまったのですが、何かのトラブルでまったくお金が入らなくなってしまったとしましょう。急いで就職先を探しますが、そこから給料が入るまでは苦しい生活を強いられます。ところが毎月10万円ほどでも失業保険が入ってくれば、以前のような豪勢な生活はできないにしても、生活は楽になり、「また就職して仕事をしなければ」という気になるでしょう。実はこの失業保険に当たる部分が、禁煙支援で処方する貼り薬や飲み薬なのです。

たとえばニコチンパッチという貼り薬の場合、皮膚からゆっくりと、あまりしんどくならない程度のニコチンを入れていきます。その結果、ニコチン切れの苦しさは緩和されつつ、脳はもとの状態に徐々に働きはじめる、というわけです（図10）[7, 8]。

図10　ニコチン置換療法の作用機序

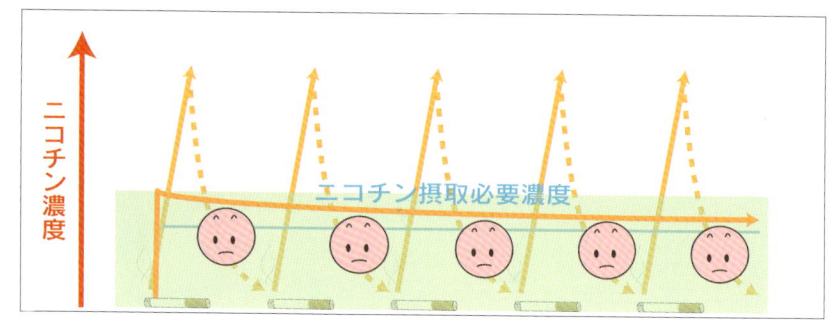

緑の部分が、薬物療法（ニコチンパッチ）による緩和作用を示します（参考文献8、9より引用改変）。

喫煙者は、悪循環のくり返しにはまりこんでいる犠牲者です

前述のように、子どものころや非喫煙者は、もともとタバコが必要ない身体です。一方喫煙者は、タバコを吸っているために、タバコがないと落ち着かない不自由な身体になってしまっているのです。

喫煙者は、「**タバコがないと落ち着かない身体になっているから、意思に関係なくタバコを吸う**」という、悪循環のくり返しの罠にはまりこんでいる犠牲者である、という認識を持って禁煙支援に取り組むことが大切なのです（図11）。

図11　非喫煙者と喫煙者のタバコとの関係

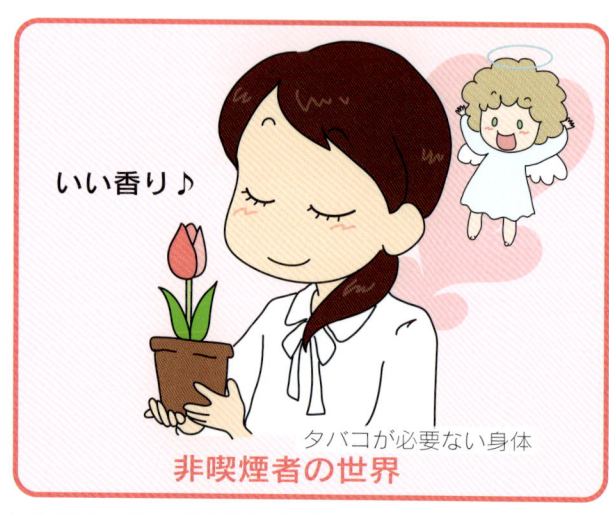

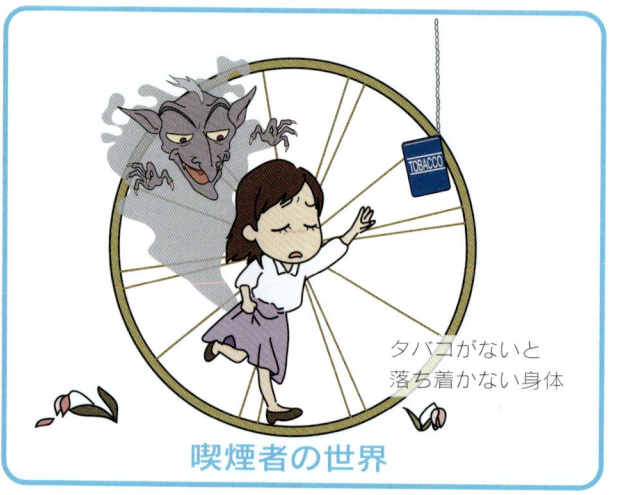

タバコを介して、非喫煙者と喫煙者はそれぞれ別々の世界になります。われわれ人間は、2つのうち1つしか選択できません！（参考文献9より引用改変）。

薬物療法では対応できない心理的依存

　ニコチン依存の機序、特に身体的依存について理解できたでしょうか？ニコチン依存の機序を理解することが、心理的依存の解消に繋がります。では心理的依存とは、どのようなものでしょうか？

　薬物療法により、ニコチン切れのイライラ・苦しさなどはかなり抑えることができます。しかし変えることができないものがあります。それは、人間の『錯覚（誤解・勘違い）の記憶』、すなわち「タバコを吸ったら楽になった、落ち着いた」という錯覚（誤解・勘違い）です。これは消すことができません。これこそが、心理的依存の正体（タバコは習慣だという錯覚（誤解・勘違い））なのです。そしてこれは、薬物療法では対応できません。

　たとえば、ある喫煙者Aさんがいままでの人生で何本のタバコを吸ってきたかというと、1日20本×10年として、73,000本になります（図12）。今まで73,000本のタバコを吸ってきたということは、73,000回の「タバコを吸ったら楽になった、落ち着いた」という条件反射的なくり返し経験があるということです。これだけくり返した経験は、そう簡単に人の行動や心から消すことはできません。そのために、「本数は減るけれども、ゼロにならない」ということもよくあります。本数がゼロにならないと、脳はさぼったままです。

　このような喫煙者の場合、たとえ薬物療法で禁煙にとりかかったとしても、薬をやめてからすぐにまたもとの本数に戻っていきます。これは薬物療法（身体的依存に対する治療）の限界といえます。

　よく禁煙支援をしていると、がんばって身体的依存から逃れて禁煙したものの（図11の非喫煙者の世界に仲間入りしたものの）、たったの1本の喫煙で、○年間（○か月）禁煙していても喫煙者の世界に戻ってしまう（再喫煙がはじまる）ことがあります。すなわち、たったの1本のタバコにより脳の記憶がよみがえり、脳がサボり始めるのです。「ちょっと1本くらいなら」は禁物です。要注意です。

　しかしたとえそうなったとしても、患者さんには以下のように対応してください。

「がっかりすることはありません。少し前に戻っただけです。また禁煙をはじめればいいんです！」
「なにも失うものはありませんから、安心してください！　性格や意思などの問題でもありません」

　禁煙支援では、このように**心理的依存に対する治療・支援を継続的に行う姿勢**が求められるのです。

図12　薬物療法の限界

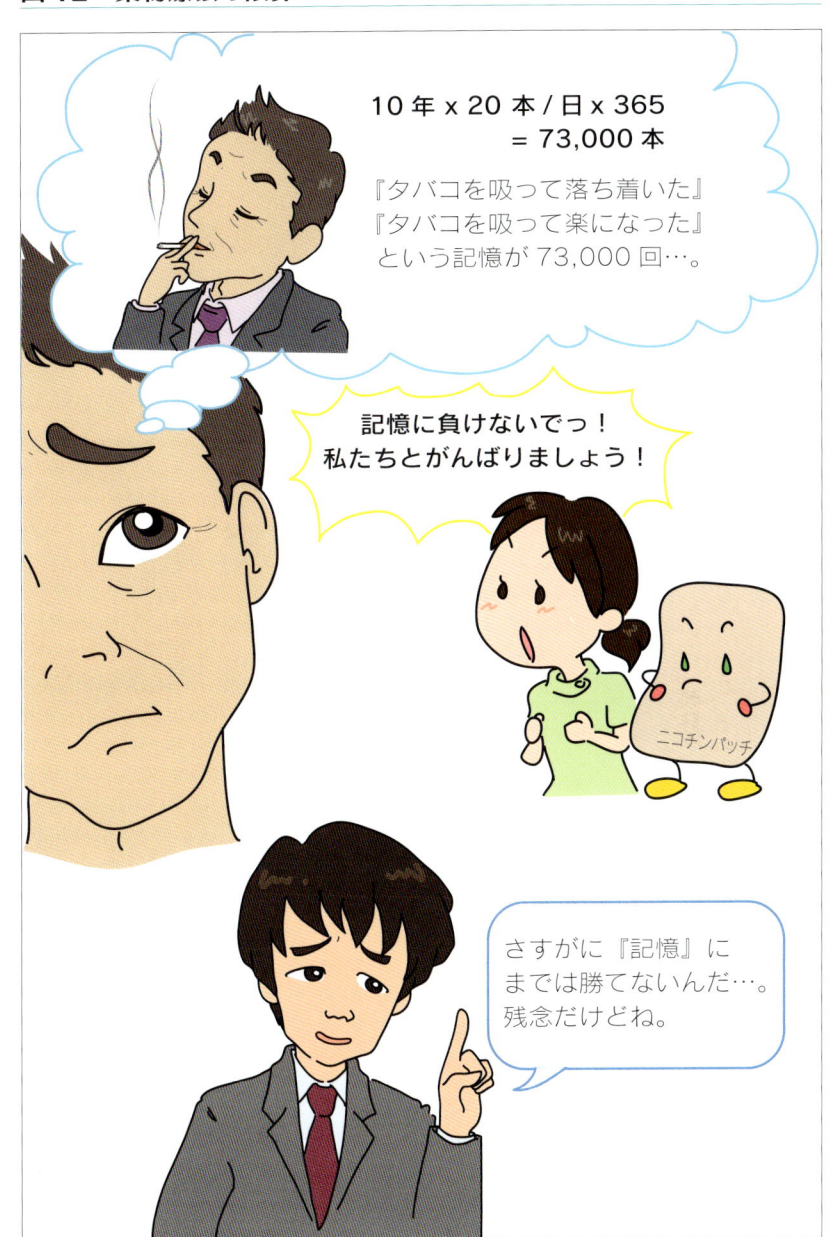

薬物療法では、『錯覚（誤解・勘違い）の記憶＝心理的依存』に対しては対応できません（参考文献8、9より作図）。

3 ニコチン依存への対応

身体的依存に対する対応—禁煙補助薬について知ろう—

米国医療研究品質局禁煙ガイドライン（以下米国ガイドライン）[12]に記載されている禁煙補助薬のうち、日本で承認されているのは、バレニクリン（チャンピックス®／ファイザー）とニコチン製剤のパッチとガム（ニコチン代替療法）です（図13）。ニコチン代替療法とは、皮膚や口腔粘膜の接触面からニコチンを徐々に体内に吸収させ、ニコチンの離脱症状を軽減し、禁煙を補助するものです。

バレニクリンとニコチンパッチは、2006年よりニコチン依存症管理料算定基準[2]に則って保険で処方されます。また、ニコチンパッチのうちの中〜低用量のものはスイッチOTC（部外医薬品）化され、ニコチンガム（ニコレット）とともに、ニコチンパッチ（ニコレットパッチ、シガノン®CQ、ニコチネル®パッチ）が薬局などで購入可能です。ゆえに薬局と提携することで、歯科でも身体的依存への介入も可能になりました。

これらの禁煙補助薬は、心筋梗塞のようにニコチンの影響で悪化する可能性がある場合は注意が必要ですが、不安定狭心症、心筋梗塞の急性期、重篤な不整脈を除けば、心疾患患者でも適用可能です。なお、2008年4月にニコチン不使用のバレニクリンが承認され、医科で適応可能となりました。

患者負担額（3割負担として）は、バレニクリンは18,000円程度、ニコチンパッチは12,000円程度です（表1）。

図13　禁煙補助薬

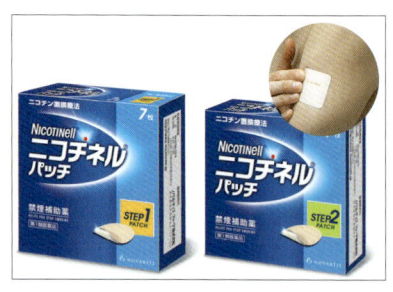

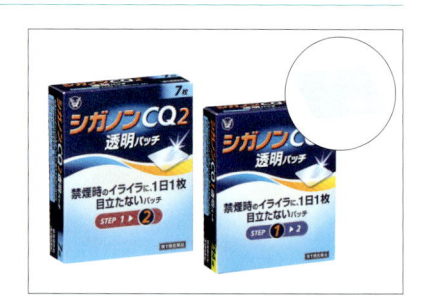

ニコチンパッチ（左：ニコチネル® パッチ、右：シガノン® CQ透明パッチ）。

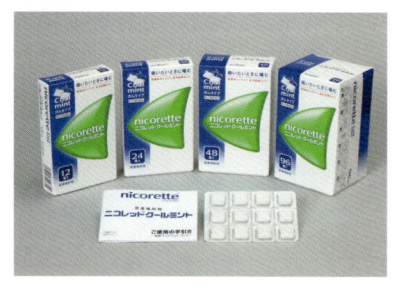

ニコチンガム（ニコレットクールミント）。　　バレニクリン（チャンピックス®）。

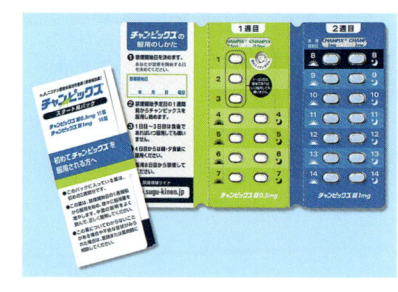

表1　禁煙治療の費用

薬の選択肢	通院回数	投与期間	自費での全費用	保険での全費用
ニコチネル® TTS®（貼り薬）	初診・2・4・8・12週後の5回	8週間	30,000〜40,000円	約12,000円
チャンピックス®（飲み薬）	初診・2・4・6・8・10・12週後の7回	12週間	50,000〜60,000円	約18,000円

参考：OTCニコチンパッチ8週間分：約22,000円

「禁煙治療の費用が高い！」そんな患者さんには、タバコ代と比較しながら説明してみましょう。
1日20本（1箱410円）として、
1週間で2,870円、8週間で22,960円！
さぁ、どっちがお得でしょう？

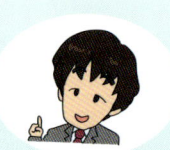

図14　α₄β₂ニコチン性アセチルコリン受容体の部分作動薬・バレニクリンの作用機序

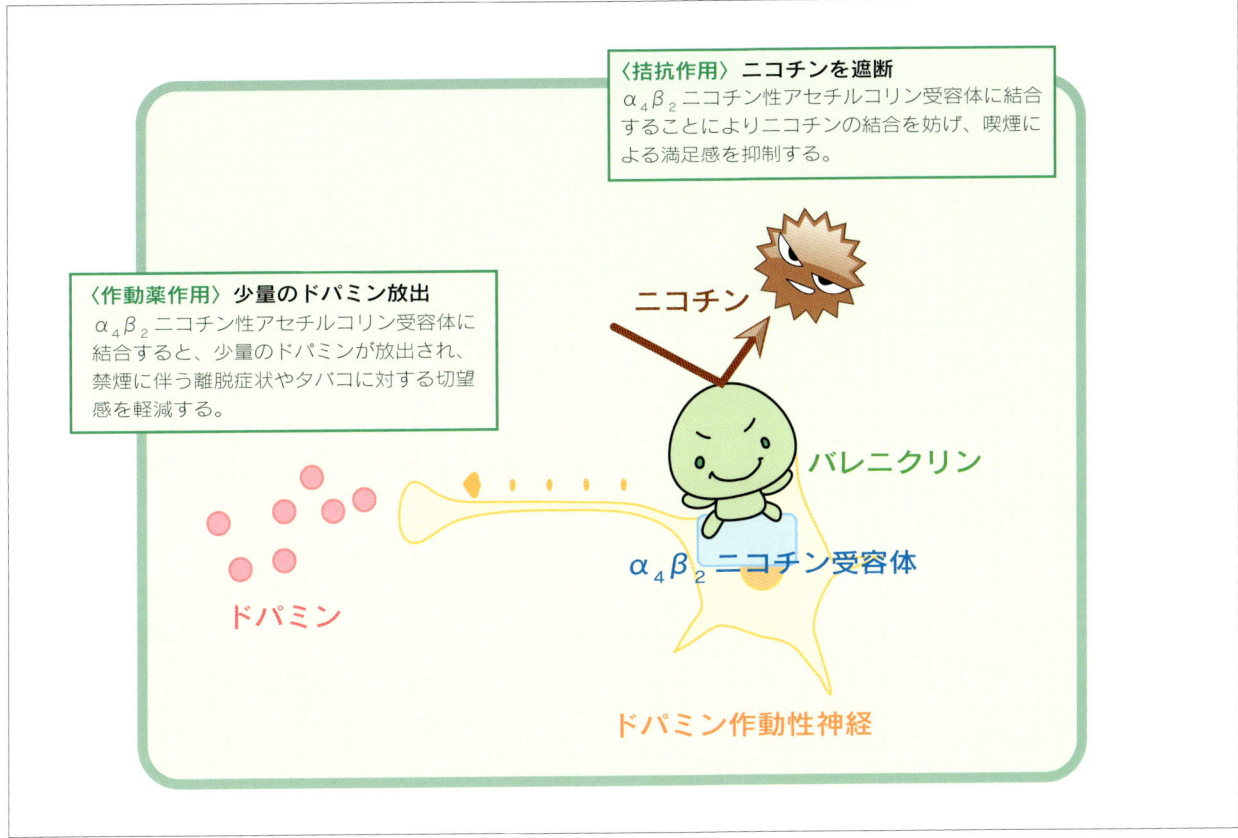

〈拮抗作用〉ニコチンを遮断
α₄β₂ニコチン性アセチルコリン受容体に結合することによりニコチンの結合を妨げ、喫煙による満足感を抑制する。

〈作動薬作用〉少量のドパミン放出
α₄β₂ニコチン性アセチルコリン受容体に結合すると、少量のドパミンが放出され、禁煙に伴う離脱症状やタバコに対する切望感を軽減する。

バレニクリンがα₄β₂ニコチン性アセチルコリン受容体に結合すると、部分作動薬として少量のドパミンを放出させ、禁煙に伴う離脱症状やタバコに対する切望感を軽減します。さらに、禁煙中に再喫煙した場合には拮抗薬として作用し、α₄β₂ニコチン性アセチルコリン受容体へのニコチンの結合を妨げ、その結果、喫煙による満足感を抑制すると考えられています。

バレニクリンとは

バレニクリン（チャンピックス®/ファイザー）は、ニコチンを含有しない禁煙補助薬（選択的ニコチン性アセチルコリン受容体の部分作用薬）で、脳内報酬回路に直接作用します。

バレニクリンは、ニコチン依存症に関連するドパミン作動性神経のニコチン性アセチルコリン受容体（neural nicotinic acetylcholine receptor, nAChR）に親和的に結合して、ドパミンが放出させるというものです。

バレニクリンには、ニコチンによらなくても以下の2つの作用を持っています（図14）[13]。

①作動薬作用：nAChRのサブタイプα₄β₂nAChRに結合して、ニコチン結合時の約40～60％のドパミンを放出する。その結果、禁煙に伴うニコチン離脱症状やタバコに対する切望感を軽減する。

②拮抗作用：ニコチンがα₄β₂nAChRに結合するのを最大約40％阻害することにより、喫煙によって得られる快感・満足感を抑制する。

この2つの作用は、従来のニコチン製剤にはない画期的な作用とされています[13]。

使用法は、まず明確な禁煙開始日を1週間以降で設定させ、禁煙開始日の1週間前よりバレニクリン錠の内服を開始します。内服1週目である1～3日目は0.5mg錠を1日1回、4～7日目は0.5mg錠を1日2回内服します。この1週間は禁煙開始1週間前と位置づけられ、喫煙を続けることができます。しかし1週目の投与量でも薬剤効果が発現し、喫煙しても自然に満足感を得にくくなってきます。8日目、すなわち第2週目初日に1mg錠1日2回とし完全禁煙を開始しますが、すでに薬理学的な禁煙準備状態ができはじめており、容易に禁煙開始となります[13, 14]。

国内でのバレニクリン標準投与（1mg錠1日2回）時のおもな副作用は、嘔気24.4％、頭痛10.3％、便秘7.7％、上腹部痛7.7％などがありますが、これらの多くが軽～中等症かつ一過性であり、すべての有害事象における投与中止率は3.2％と報告されています[15]。

ニコチンパッチとは

1990年にスイスで発売されたニコチンパッチは、その後急速に世界に普及し、国内では1999年から医療用医薬品として使用されています。現在、世界60か国以上で承認され、WHOの規定するEssential Medicinesのモデルリストに加えられており、いかなる国・地域でも必要な薬剤と認識されるようになって普及しています[15]。

国内における医療用パッチは、マトリックスリザーバー型のTransdermal therapeutic system（TTS）製剤で、この剤形には、ニコチネル®TTS®30、ニコチネル®TTS®20、ニコチネル®TTS®10の3用量があります（表2）。

体毛や汗が少ない部位を選んで1日1枚貼付しますが、皮膚刺激症状を避けるため、貼付部位は毎日変更します。

標準的な使用法や投与スケジュールは、ニコチネル®TTS®30を4週間、ニコチネル®TTS®20を2週間、ニコチネル®TTS®10を2週間使用し（最長で合計10週間まで処方可能）、観察期間を含めた12週間で治療することになります。

国内市販後使用成績調査によるおもな副作用は、紅斑（7.0%）、掻痒（5.8%）などの接触性皮膚炎や不眠（5.9%）とされています。

禁忌は、妊娠や妊娠している可能性のある婦人、授乳婦、不安定狭心症、急性期の心筋梗塞（発作後3か月以内）、重篤な不整脈のある患者、経皮的冠動脈形成術直後、冠動脈バイパス術直後の患者、脳血管障害回復初期の患者などですが、喫煙を継続する場合の不利益がニコチン代替療法による危険性を上回ると判断されるときは、妊婦に使用されることもあるようです。

ニコチンパッチのよいところは、タバコ中の200種類の有害物質のうちニコチンだけしか入っていないので、副作用の心配があまりないところです。しかし皮膚のかぶれが出やすい暑い時期は、貼る場所を毎日変えていきます。また、夜に貼って寝ると変な夢を見る場合があるので、最近では「朝に新しい封を切って貼り、入浴前にはいったんはがし、入浴後にしばらく起きている場合にはまた貼り直して、夜寝る前に捨てる」という使いかたが一般的になってきています（図15）。

バレニクリンとニコチンパッチの効果比較

コクランレビューでは、バレニクリン9臨床試験の6か月以上持続禁煙の確率はプラセボに比べて2.33（95%信頼区間（CI）1.95-2.80）で[17]、標準的な使用法のニコチンパッチによる6か月禁煙では1.90（95% CI 1.57-2.30）と報告されています[18]。

また、バレニクリン12週間対ニコチンパッチ10週間のランダム化臨床比較試験では、4週間持続禁煙率は55.9%対43.2%（オッズ比1.70, 95% CI 1.26-2.28, $P < 0.01$）、52週までの長期禁煙率は26.1%対20.3%（オッズ比1.40, 95% CI 0.99-1.99, $P = 0.056$）でした[14]。これは、長期的に見るとバレニクリンもニコチンパッチも両者の効果の有意性はない、ということです。

したがって、**長期的な禁煙を決めるのは薬物の違いではないということ**と、有効な薬剤効果を補う他方面、すなわち心理的依存を考慮した歯科からの治療サポートが再喫煙を抑制するポイントということになります。

表2　剤形別ニコチン含有量

剤形	ニコチン含有量	ニコチン体内放出量	使用時の1日喫煙本数の目安
ニコチネル®TTS®30	52.5mg	21.2mg	21～40本
ニコチネル®TTS®20	35mg	16.1mg	10～20本
ニコチネル®TTS®10	17.5mg	8.3mg	10本未満

図15　ニコチンパッチの貼りかた

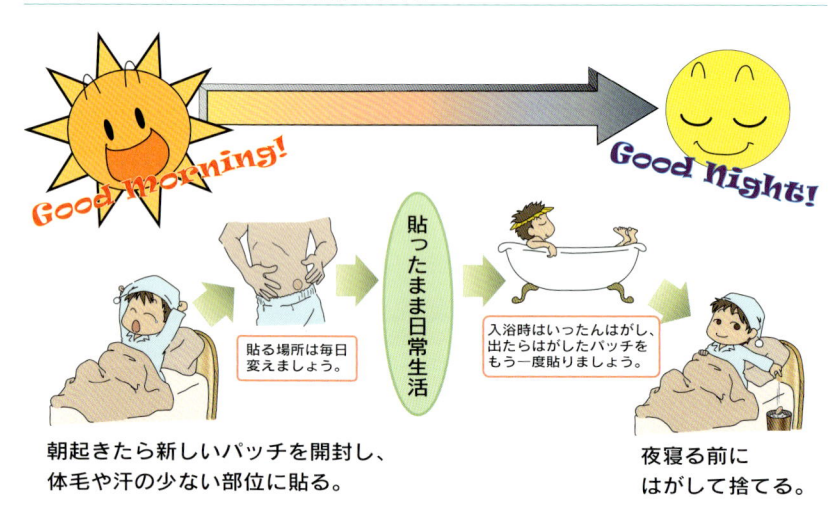

朝起きたら新しいパッチを開封し、体毛や汗の少ない部位に貼る。
貼る場所は毎日変えましょう。
貼ったまま日常生活
入浴時はいったんはがし、出たらはがしたパッチをもう一度貼りましょう。
夜寝る前にはがして捨てる。

心理療法を知ろう

心理的依存に対して、もしくは身体的依存に対する禁煙補助薬との併用療法、長期的な禁煙支援の維持として、以下の心理療法が必要になります。特に動機づけ面接法（Motivational Interviewing）[19]は、歯科医師や歯科衛生士が禁煙支援を行ううえで有益なツールです。また動機づけ面接法は、歯周基本治療の口腔清掃指導の動議づけとして推奨・導入されている面接法でもあります[20]。

動機づけ面接法

禁煙の動機づけには、喫煙の害だけを説明しても限界があります。カウンセリング理論（特に来談者中心療法）からミラーとロルニックが発展させた「動機づけ面接法」[19]は、物質依存や嗜癖行動からの脱却に有効性が証明され、米国薬物乱用精神衛生管理庁の治療プロトコールにも取り入れられており、米国ガイドライン2008年改訂版[12]でも**禁煙する気のない患者に対するアプローチ**として評価されています[6, 7, 14, 21]。

依存性患者の心理状態として、「変わりたい。しかし変わりたくない！」という両価的（アンビバレント）な「思考の綱引き」という状況に遭遇します。その際、治療者が「変わること」を強制しようとすれば、患者は抵抗して「変わらなくてもいい理由」や「変われない理由」を並べ立て、変化から遠ざかろうとします。治療者が「変わりたい。しかし変わりたくない！」という気持ちに共感しつつ、その両価性の矛盾に気づかせ拡大するように要約して質問を投げかけていくと、患者は「変わる必要性」「変われる可能性」をチェンジ・トークとして述べ始め、変化がはじまります。

この手法は、禁煙そのものの重要性を動機づける他、「禁煙はしたいが禁煙外来は不要」「禁煙は続けたいが禁煙補助薬をやめたい」「タバコはやめたが葉巻を吸いたい」など、それぞれの禁煙ステージに生じる両価的葛藤へのアプローチに応用が可能です。また、同時に自己効力感（セルフ・エフィカシー）を高め、禁煙への自信獲得にも効果を発揮します[6, 7, 14, 21]。

行動療法

行動療法は、離脱症状や禁煙時の生活変化など、禁煙したときの支障に対する重大性の認識が高すぎる状態に対して、

- 禁煙補助薬で支障そのものを軽減
- まず1日だけの禁煙に挑戦するスモールステップ
- 禁煙成功者の体験談を聞くモデリング
- 呼気一酸化炭素測定で客観的な情報を知るバイオフィードバック

を行い、自己効力感を上昇させる技法です。これらは、比較的容易にできる支援方法[6, 7]として、禁煙ガイドライン[2, 3]でも紹介されています。

リセット禁煙

リセット禁煙は、磯村による「気づき」を用いた心理教育のパッケージで、ニコチン依存症の本質的問題点の明確化、喫煙者に生じがちな誤認識（推論の誤り）の修正、セルフ・エフィカシーの高揚に有効です。

現在は患者の自助的資源として書籍やCDなどの媒体が用いられることが多く、標準手順書に準拠した禁煙治療との併用療法（デュアル・ケア）の再喫煙抑制効果が報告されています[8, 22〜24]。

その他の療法

認知療法・認知行動療法、論理療法、森田療法、ACT（Acceptance and commitment therapy）などの臨床応用が検討されており、喫煙欲求そのものを合理的に扱う試みが進行しています。

心理療法の具体的な実践方法については ☞第5章参照

コラム　意思が強いと禁煙できない？

よく、「意思が弱いと禁煙できない」とか「あの人が禁煙できたのは意思が強いからだ」などと言われますが、実際には逆です。意思が強いというのは、「一度決めた自分のルールを変えない」とか、「自分のポリシーを曲げない」ということを一般的に意味しますが、禁煙したときには、一時的に今までやっていた方法を変えたほうがよかったり、自分のポリシーを柔軟に修正したほうがうまくいったりすることがたくさんあります。むしろ「禁煙できるのなら○○はしかたがない」と割り切れる意思の弱さがあれば、禁煙は成功するのです。

「○○」には、「イライラなど離脱症状」「仕事や対人関係の支障」「禁煙外来に通院するための休勤や出費」などがあてはまるかもしれません。禁煙は本来はごく簡単なことなのですが、難しいと感じる人の多くは、「○○を避けて禁煙しなければならない」というハードルを重ね、自分で難しくしてしまっていると言えるでしょう[7, 8]。

コラム　イライラは耐えられない？

　禁煙したときには、イライラや集中力低下など、ニコチンの禁断症状が1週間程度起こります。この禁断症状を「耐えられない」と評価して、軽くするために多大な労力を費やす人がいますが、禁煙に臨む姿勢としてはあまり得策ではありません。

　たとえばインフルエンザなどに罹り、何日か高熱が出たあと、病気が治って熱が下がるとき、汗がたくさん出ます。汗はベトベトするし着替えなくてはいけません。また、そのままにしておいたら再び風邪を引いてしまうかもしれません。そういう意味では汗は不都合なものですが、かといって出ないようにすればいいと考える人はいないでしょう。なぜならば、汗が出て熱が下がるのは、病気が治るよい兆候で、危険なものではないからです。

　禁煙したときのイライラは、この汗と同じです。たしかに多少は不都合で、ニコチンパッチなど禁煙補助薬で軽くできれば越したことはありませんが、ニコチン依存症という病気が治るときの当たり前の反応であることを伝えましょう！ [7, 8]

第2章　参考文献

1. 日本禁煙学会．禁煙学．第2版．東京：南山堂，2010．
2. 藤原久義，阿彦忠之，飯田真美，加治正行，木下勝之，高野照夫，高橋裕子，竹下彰，土居義典，友池仁暢，中澤　誠，永井厚志，埴岡　隆，平野　隆，伊藤隆之，小川久雄，望月友美子，吉澤信夫，川上雅彦，川根博司，神山由香理，柴田敏之，薗　潤，坪井正博，中田ゆり，中村正和，中村　靖，松村敬久，大和　浩，島本和明，代田浩之，日本口腔衛生学会，日本口腔外科学会，日本公衆衛生学会，日本呼吸器学会，日本産婦人科学会，日本循環器学会．循環器病の診断と治療に関するガイドライン（2003-2004年度合同研究班報告）．禁煙ガイドライン．Circ J 2005;69(Suppl. IV):1005-1103．
3. 日本循環器学会．循環器病の診断と治療に関するガイドライン（2009年度合同研究班報告）．禁煙ガイドライン（2010年改訂版）．http://www.j-circ.or.jp/guideline/pdf/JCS2010murohara.h.pdf（2012年2月5日アクセス）
4. World Health Organization. International Statistical Classification of Diseases and Health Related Problems 10th Revision 2nd Edition. Geneva: WHO, 2003.
5. American Psychiatric Association. Diagnostic and Statistical Manual of Mental Disorders 4th Edition Text Revision. Washington DC: APA, 2000.
6. 加濃正人．ニコチンの心理的依存．日ア精医誌 2008;15:3-14．
7. 神奈川県内科医学会．禁煙医療のための基礎知識．第1版．東京：中和印刷，2006．
8. 磯村　毅．二重洗脳．第1版．東京：東洋経済新報社，2009．
9. 安陪隆明．禁煙外来．http://www.abe.or.jp/normal/ （2011年8月18日アクセス）
10. Picciotto MR, Zoli M, Changeux JP. Use of knock-out mice to determine the molecular basis for the actions of nicotine. Nicotine Tob Res 1999;1 Suppl 2:S121-125.
11. Rollema H, Coe JW, Chambers LK, Hurst RS, Stahl SM, Williams KE. Rationale, pharmacology and clinical efficacy of partial agonists of alpha4beta2 nACh receptors for smoking cessation. Trends Pharmacol Sci 2007;28(7):316-325.
12. U. S. Department of Health and Human Services. Treating tobacco use and dependence: 2008 Update. http://www.ncbi.nlm.nih.gov/books/NBK12193/ （2011年8月18日アクセス）
13. 鬼澤重光，永井厚志．バレニクリン．呼吸 2008;27(12):1164-1169．
14. 鬼澤重光．ニコチン依存症と治療．呼吸器内科 2010;17(5):487-493．
15. Nakamura M, Oshima A, Fujimoto Y, Maruyama N, Ishibashi T, Reeves KR. Efficacy and tolerability of varenicline, an alpha4beta2 nicotinic acetylcholine receptor partial agonist, in a 12-week, randomized, placebo-controlled, dose-response study with 40-week follow-up for smoking cessation in Japanese smokers. Clin Ther 2007;29(6):1040-1056.
16. 鬼澤重光，桂　秀樹．ニコチンパッチ．成人病と生活習慣病 2009;39(9):967-971．
17. Cahill K, Stead LF, Lancaster T. Nicotine receptor partial agonists for smoking cessation. Cochrane Database Syst Rev 2008;16;(3):CD006103.
18. Stead LF, Perera R, Bullen C, Mant D, Lancaster T. Nicotine replacement therapy for smoking cessation (review). Cochrane Database Syst Rev 2008;CD000146.
19. Miller WR, Rollnick S. Motivational Interviewing. Preparing People for Change. 2nd ed. New York: Guiford Press, 2002.
20. Ramseier CA, Delwyn C, Krigel S, Bagramian R. Motivational interviewing. In: Lindhe J, Lang NP, Karring T (eds). Clinical Periodontology and Implant Dentistry. 5th ed. Copenhagen: Munksgaard, 2008:695-704.
21. Lai DTC, Cahill K, Qin Y, Tang JL. Motivational interviewing for smoking cessation. Cochrane Database Syst Rev 2010;CD006936.
22. 磯村　毅．リセット禁煙のすすめ．第1版．東京：東京六法出版，2005．
23. 磯村　毅．リセット禁煙プラクティスマニュアル．第1版．東京：東京六法出版，2007．
24. 磯村　毅．脳内ドーパミンが決め手「禁煙脳」のつくり方．第1版．東京：青春新書，2010．

3

喫煙と口腔疾患

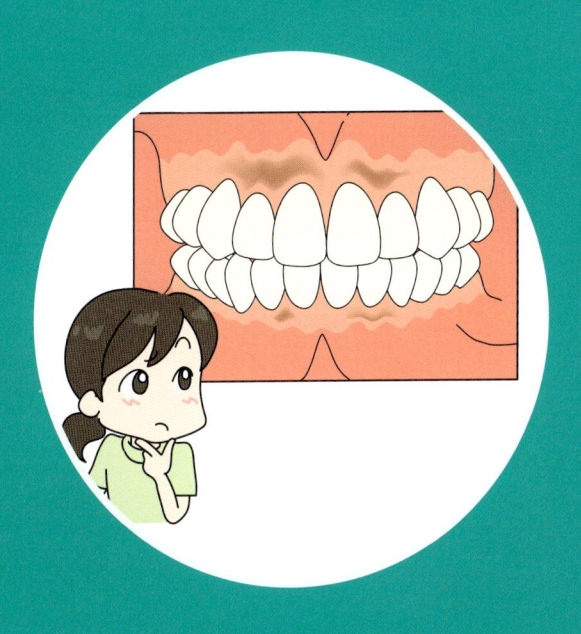

喫煙の口腔への影響
―口腔ならではの特徴を知ろう―

タバコ煙が最初に通過する場所――それは口腔

いままでの多くの研究から、タバコ煙中には約4,000種類の化学物質が含まれ、そのうちの約200種類が有害物質、約60種類が発がん物質といわれ（図1）、さまざまな成分の生体への悪影響が確認されています[1]。

タバコ煙が最初に通過する口腔は、喫煙の悪影響が貯留する器官になります。すなわち口腔に貯留・通過するタバコ煙による直接的影響と、血液を介した間接的影響の双方が関わります。

タバコ煙と接触する歯肉や口腔粘膜は、皮膚と同じように、重層扁平上皮で覆われています。そのためタバコ煙の影響は、上皮の厚さやその直下の粘膜下組織に分布する血管の分布度に依存します。一般的に歯肉は角化し、口腔粘膜の上皮は口腔底、舌下、口唇、歯槽粘膜で薄く、硬口蓋や舌背で厚くなっています。特に口腔底粘膜は物質透過性が高く、薬剤の迅速な吸収を期待して薬剤の舌下錠が使用されていることからもわかるように、タバコ煙の影響を受けやすい場所です[2,3]。

図1　タバコ煙に含まれる代表的な有害物質

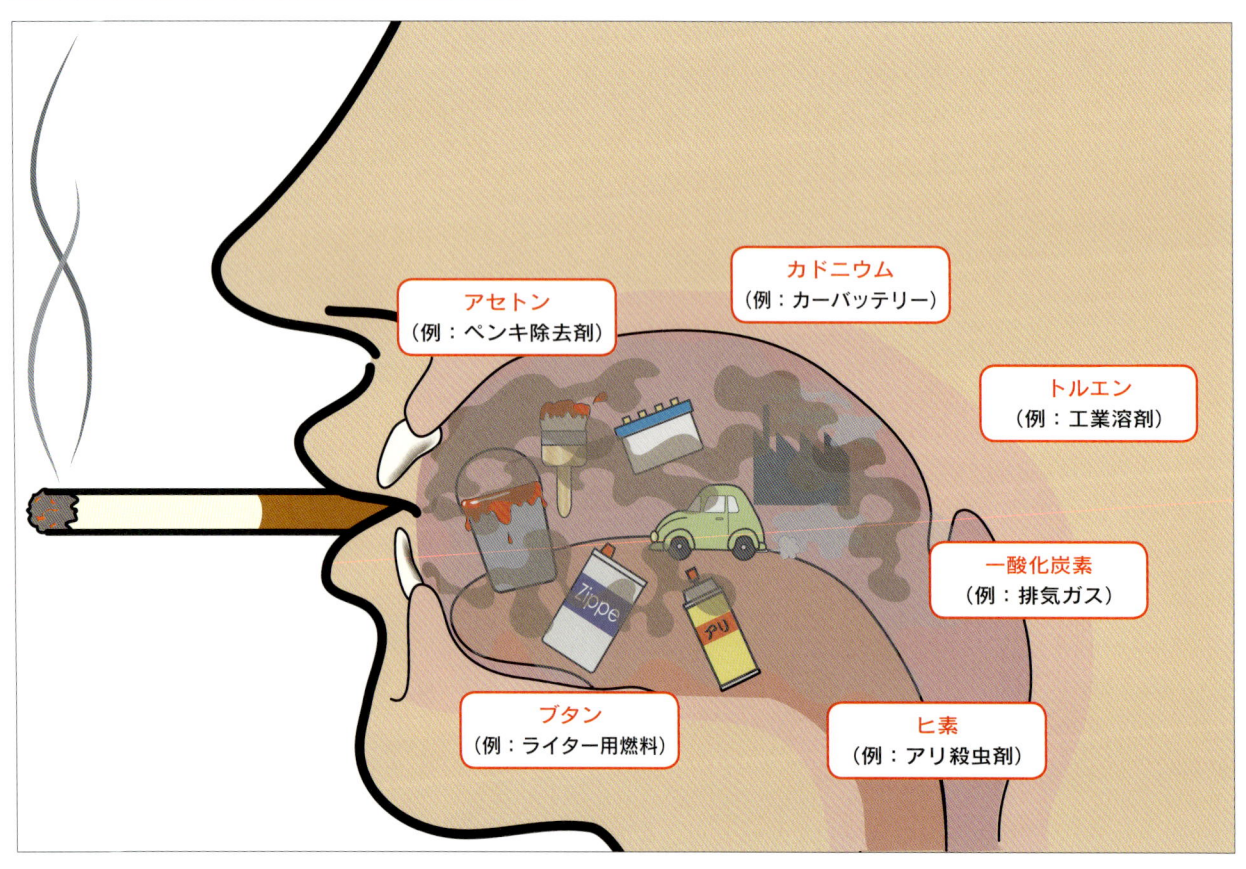

アセトン（例：ペンキ除去剤）
カドニウム（例：カーバッテリー）
トルエン（例：工業溶剤）
一酸化炭素（例：排気ガス）
ブタン（例：ライター用燃料）
ヒ素（例：アリ殺虫剤）

（Mackay J, et al. The Tobacco Atlas 2nd ed. American Cancer Society, 2006:34. より作図）

ニコチンとコチニンが歯周組織に悪影響を与えるメカニズム

タバコに含まれるニコチンとその代謝産物コチニン*が歯周組織に与える悪影響について、その代謝のメカニズムから解説しましょう。

末梢血中のニコチンは肝臓で代謝され、代謝産物のコチニンとなり、腎臓から残存している一部のニコチンとともに尿中に排泄されます（図2）。このコチニンも、ニコチンと同様に有毒物質です。

体内でのニコチンの半減時間は30～60分ですが、コチニンは19～40時間と長く、組織に対して長時間作用します。コチニンは、喫煙者では唾液や歯肉溝滲出液中に検出されることも報告されています。したがって、ニコチンは喫煙後の比較的早い時間に唾液に溶解し、その後歯肉上皮や口腔粘膜から吸収されて血中のニコチンとともに歯周組織に悪影響を及ぼします。さらにコチニンは長時間末梢血内に存在することから、持続的に歯周組織へ悪影響を与えることになります。

すなわち、喫煙後歯肉上皮は経皮的に直接吸収されたニコチンや唾液中のニコチンによる急性刺激を、また歯肉結合組織や歯根膜、骨膜などは末梢血中に残留したニコチンやコチニンによる慢性刺激を受けていると考えられます。

図2 ニコチンからコチニンへの代謝のメカニズム

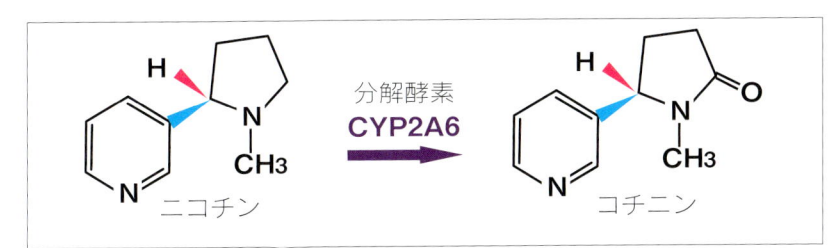

*コチニン
　ニコチンの代謝産物で、半減時間が長いことが特徴です。尿中コチニンの測定は、小児や妊婦の受動喫煙の診断に用いられます。唾液にもコチニンは検出され、受動喫煙の判定に用いた報告もありますが、測定感度の問題で受動喫煙の診断には適しません。

喫煙に関係する口腔内の典型的病的所見

前述のような口腔の特徴から、タバコ煙の継続的な刺激が、数々の疾患の発症、進行に関与することになります。

表1に、喫煙に関係する口腔内の典型的病的所見を示します[2]。さらに、このような病的所見により、審美障害はもとより、咀嚼、嚥下、発音などの大切な口腔機能の低下を促すことにもなります。

口腔の健康に関わる歯科医療関係者である歯科医師、歯科衛生士は、喫煙者の口腔内所見だけでなく、受動喫煙による非喫煙者の口腔内所見にも留意することが大切で、喫煙者への禁煙支援だけでなく、受動喫煙による影響を受けた非喫煙者（受動喫煙症患者）と、そのもととなる喫煙者を含めた対策を請け負っていく必要があります。

表1 喫煙との関連が示唆される口腔内所見および疾患

喫煙の種類	部位	口腔内所見・疾患
能動喫煙	口腔粘膜	白板症、口腔がん（特に口腔底、舌、頬粘膜）、カタル性口内炎、扁平紅色苔癬、慢性肥厚性カンジタ症
	歯周組織	歯肉メラニン色素沈着**、急性壊死性潰瘍性歯肉炎／歯周炎、喫煙関連歯周炎
	舌	正中菱形舌炎、黒毛舌、舌白色浮腫、味覚の減退
	口唇	メラニン色素沈着、角化症、口唇炎、口唇がん
	歯	色素沈着（ヤニ）、歯石沈着、根面う蝕
	充填物、補綴物	色素沈着（ヤニ）
	その他	口臭、唾液の分泌・性状変化、壊死性唾液腺化生（小唾液腺炎）
受動喫煙	歯周組織	歯肉メラニン色素沈着**、歯周炎
	乳歯	う蝕
妊娠時の喫煙	胎児	口唇裂、口蓋裂

**歯肉メラニン色素沈着の程度は、P107に示したHedinの方法に基づいて判定します。

（参考文献2より引用改変）

2 喫煙の歯周組織への影響

臨床的に見る歯周組織への影響

　喫煙直後、ニコチンの末梢血管系への影響として、ニコチンの血管収縮作用により歯肉上皮下毛細血管網の血流量の減少、ヘモグロビン量および酸素飽和度の低下が生じます。また歯周ポケット上皮側は、逆に血流量や歯肉溝滲出液量の増加が見られます。しかし長期間の喫煙につれて、炎症歯肉の出血や歯肉溝滲出液量の減少をきたしてきます。そのため臨床的には、歯周ポケットが深く進行した歯周炎であっても、**プロービング時の歯肉出血（BOP）が少なく、歯肉のメラニン色素沈着もあり、歯肉の炎症症状がわかりにくく**なっています（表2）[4〜7]。歯周病喫煙患者において歯肉出血が少ないことは、疾患の発症や進行の自覚を遅らせることになります。

　さらに、ニコチンは線維芽細胞の増殖抑制、付着障害、コラーゲン産生能の低下に作用することから、臨床的には歯肉は**線維性の深い歯周ポケット**が形成されていることになります。

　喫煙と歯肉縁下プラークの関係については、非喫煙者よりも特定の歯周病関連細菌の比率が増加したという報告はありますが、喫煙の歯周病関連細菌への量的・質的影響についてはまだ不明な点が多いようです[4, 5]。

　喫煙と歯周組織の破壊については、喫煙者ではBOPが少ないが、プロービングデプス（PD）、アタッチメントレベル（CAL）、歯槽骨吸収がともに大きく、その結果、歯周炎の罹患率が高く、重度であることが認識されています（図3〜5）[4〜7]。

　日本歯周病学会の歯周病分類[8]によると、喫煙関連歯周炎（periodontitis associated with smoking）と診断されます。

表2　喫煙の歯周組織への影響

病態	喫煙の影響
歯肉炎	歯肉炎症やプロービング時の歯肉出血の低下
歯周炎	歯周炎の頻度や重症度、罹患率の増加
歯周炎	歯周パラメータ（プロービングデプス、アタッチメントレベル、歯槽骨吸収）の増加
歯周炎	根分岐部病変の罹患増加
歯周炎	プロービング時の歯肉出血の低下
歯周炎	重度な歯周炎の頻度増加
歯周炎	歯の喪失

図3　喫煙者特有の歯周病所見

1. 歯肉辺縁部の線維性の肥厚
2. 重症度と比較して、歯肉の発赤、腫脹、浮腫が軽度
3. プラーク、歯石の沈着量と病態が一致しない
4. 同年代の非喫煙者の歯周炎と比較して病態が重度
5. 歯面の着色
6. 歯肉メラニン色素沈着

（参考文献4より引用改変）

第3章　喫煙と口腔疾患

図4　典型的な喫煙関連歯周炎（侵襲性歯周炎を伴う）の症例①

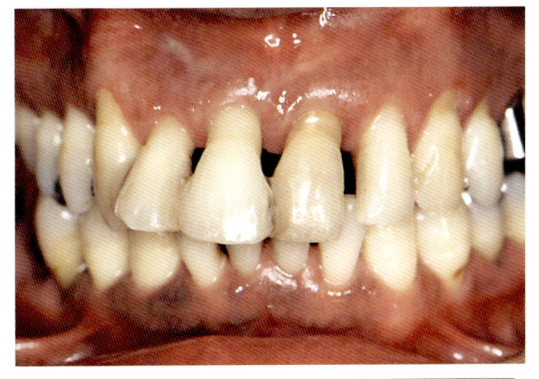

39歳男性、喫煙本数は1日20本です。写真は初診時の口腔内写真とデンタルエックス線写真です。喫煙に起因する歯肉メラニン色素沈着は顕著で、歯周組織の破壊が進行しています。

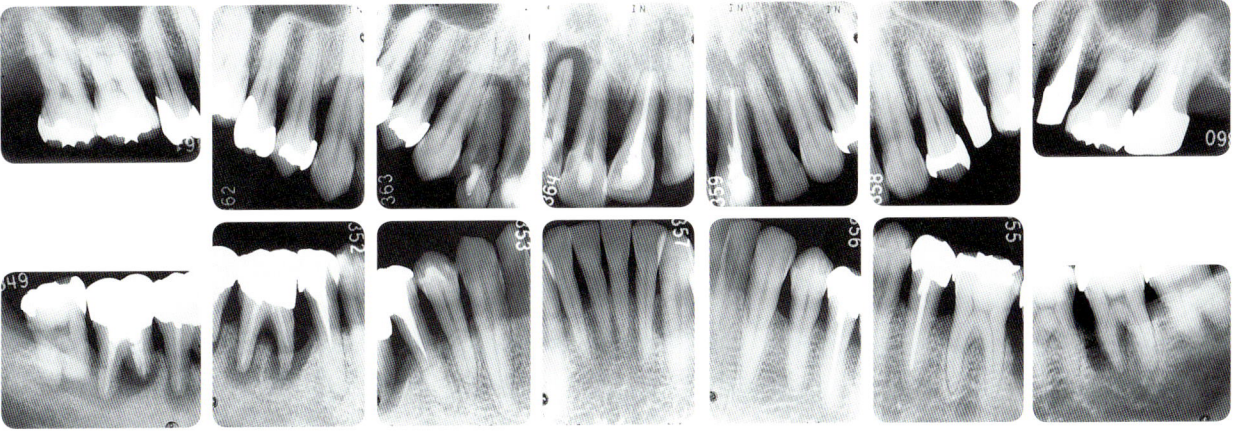

図5　典型的な喫煙関連歯周炎（侵襲性歯周炎を伴う）の症例②

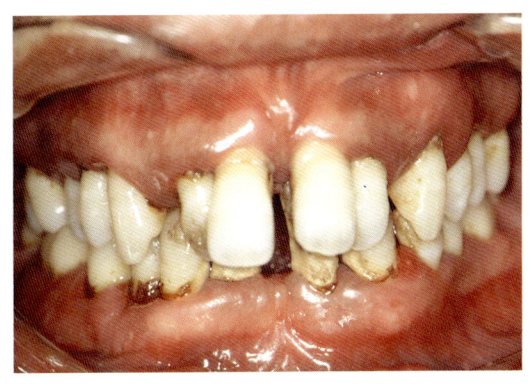

40歳男性。喫煙本数は20歳より1日20本です。写真は初診時の口腔内写真とデンタルエックス線写真です。喫煙に起因して歯周組織の高度な破壊が進行していました。また健診で、糖尿病の精査を促されていました。

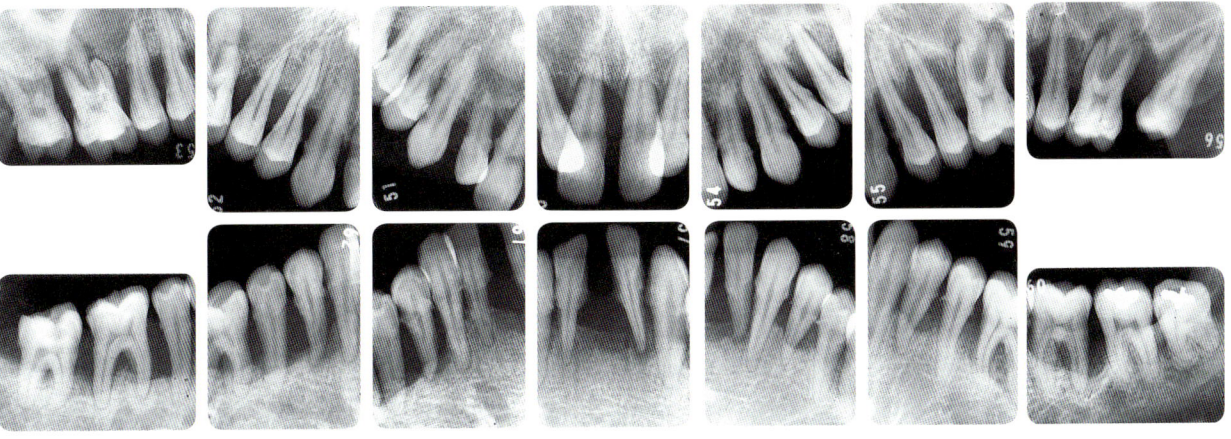

喫煙がもたらす免疫機能への影響

　喫煙が前述のように歯周組織の破壊に関連するのは、喫煙の免疫機能に与える影響と前述の微小循環系に与える影響にあります（図6）。喫煙が免疫機能に与える影響では、感染防御を担う正常な宿主応答の傷害と、宿主防御反応を過剰に刺激し健康組織を破壊する作用の両面があります。

　喫煙の正常な宿主応答を担う好中球（多形核白血球、Polymorphonuclear Leukocyte, PMN）への影響に関する多くの研究では、末梢血中の好中球数は能動喫煙、受動喫煙で増加し、遊走能（走化性）も亢進し、組織局所への炎症細胞の過剰集積が考えられます。また貪食能については、能動喫煙では末梢血および唾液中で低下します。さらに、ニコチンやコチニンが、病原微生物などを認識し接触・付着などの一連の貪食運動の際に関与するPMNの細胞表面レセプターを減少させている可能性も指摘されています。したがって、喫煙時に吸収されたニコチンやコチニンはPMNの食作用を阻害し、生体防御機構に不利な状況を提供していることになります[4〜6]。また粘膜面での局所免疫に関与する免疫グロブリンA（IgA）、細菌やウィルス、薬物に対して生体反応を示す免疫グロブリンG（IgG）の低下ももたらします。

　生体防御反応に関して、PMNよりもより高次な働きを持ち、生体への侵入をはかる歯周病原性細菌などの抗原に対する抗体産生の役割を担っているリンパ球に関しては、重度の喫煙者で末梢血の抗体産生を助けるCD4細胞（ヘルパーT細胞）が減少したり、抗体産生能力の低下を示唆する報告があります[4〜6]。

　さらに喫煙者では、炎症性サイトカインであるTNF-αが歯肉溝滲出液中で亢進していること、ニコチンによるマクロファージからのIL-1やPGE$_2$の産生亢進作用があることから、喫煙が歯槽骨吸収の進行に関与していることも考えられます[4〜7]。

図6　喫煙が歯周組織に与える影響

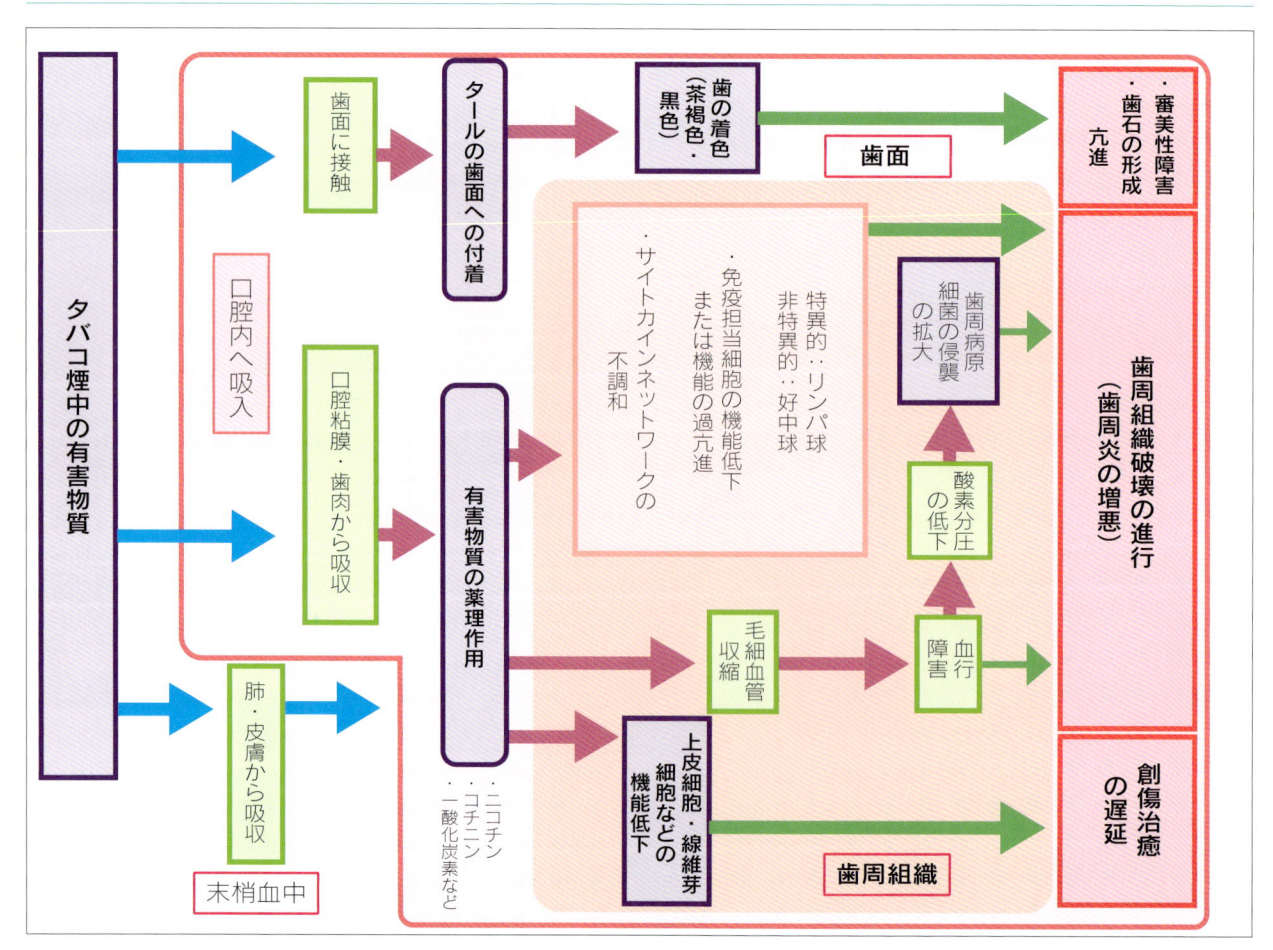

（参考文献4より引用改変）

3 受動喫煙と歯周組織の関係

受動喫煙と歯周病との関係

　一般的に小児・胎児に及ぼす受動喫煙の影響として、気管支喘息などの呼吸器疾患、中耳疾患、胎児の発育異常、乳幼児突然死症候群、小児の発育・発達と行動への影響、小児がん、さらに注意欠陥多動性障害（attention-deficit hyperactivity disorder, ADHD）*などのリスクファクターとなることが注目されてきています。しかし受動喫煙による小児だけでなく成人の口腔、特に歯周組織への影響に関する事実は、報告論文も喫煙との関係に比べて少なく（**表3**）、あまり一般的には認知されていません。

＊ADHD
　精神年齢に比べて、不適当な注意力障害、衝動性、多動性を示す行動障害とされています。

表3　受動喫煙と歯周病の関係

報告者（報告年）	対象者数	結果	結果
Arbes et al.[9] (2001)	6,611名（18歳以上）	オッズ比 1.57 95%信頼区間（CI）1.15-2.16	家庭や職場で副流煙にさらされている成人非喫煙者（受動喫煙）の歯周病リスクが57％高くなった。
Sanders et al.[10] (2011)	2,739名（53～74歳）	週25時間以内（オッズ比 1.3, 95% CI 1.0-1.7）週26時間以上（補正したオッズ比 2.0, 95% CI 1.2-3.4）	歯周炎のリスクは、受動喫煙の曝露が週25時間以内では30％、曝露が週26時間以上では2倍高くなった。
Yamamoto et al.[11] (2005)	273名（18～62歳）	補正したオッズ比 2.9 95% CI 1.1-7.8	歯周炎のリスクは受動喫煙により3倍高くなった。
Erdemir et al.[12] (2010)	109名（6～12歳）	－	小児でもアタッチメントレベルにおいて、受動喫煙曝露群がわずかに有意なロスを示した。

受動喫煙と歯肉メラニン色素沈着の関係

　受動喫煙による歯肉メラニン色素沈着は、喘息やアレルギー疾患よりも高率に出現します。他の臓器や疾患に及ぼす影響とは異なり、歯科衛生士と患者双方にとって、お互いに発見しやすい・見やすい部位にあるという点が特徴です。
　歯科衛生士が受動喫煙による歯周組織への悪影響を啓発することは、禁煙教育・指導を行っていくうえで重要です。その前に、啓発する歯科衛生士の喫煙に対する認識も影響を及ぼす可能性があるため、非喫煙、もしくは禁煙者であることが前提となります。
　ここでは、歯肉メラニン色素沈着と喫煙（受動喫煙も含めて）の関係について考えてみましょう。

喫煙⇔歯肉メラニン色素沈着？

　喫煙や受動喫煙によって、生体防御反応として歯肉メラニン色素沈着所見があらわれます。しかし、すべての症例で歯肉メラニン色素沈着があらわれるわけではありません。したがって『**歯肉メラニン色素沈着があるから、喫煙者もしくは受動喫煙あり**』と即断してはいけません。その理由を示唆する埴岡らの貴重な報告[13]を紹介します。
　この研究では、男性317名を対象として、喫煙歴と歯肉メラニン色素沈着の検査を行いました。結果は、**次ページ図7**に示すとおりになりました。

図7　埴岡らによる喫煙習慣と歯肉メラニン色素沈着の疫学的研究の結果

①被験者の48％が喫煙者、11％が前喫煙者、41％が非喫煙者だった。

②歯肉メラニン色素沈着が認められたのは、喫煙者の82％、前喫煙者の51％、非喫煙者の29％（**右グラフ**参照）。
※1993年の報告のため、受動喫煙に関しては調査されていない。したがって前喫煙者や非喫煙者のなかに、受動喫煙による歯肉メラニン色素沈着が含まれている可能性がある。

③歯肉メラニン色素沈着が認められたものの喫煙率は70％に対して、認められなかったものの喫煙率は20％だった。

④前喫煙者を除いた場合、喫煙者の非喫煙者に対する歯肉メラニン色素沈着のオッズ比は、11.6（$P<0.001$）だった。

⑤歯肉メラニン色素の沈着度合いは、喫煙量とのあいだに有意な相関性を示した。

●喫煙と歯肉メラニン色素沈着の関係

非喫煙者 n=153 : 29％
前喫煙者 n=35 : 51％
喫煙者 n=153 : 82％

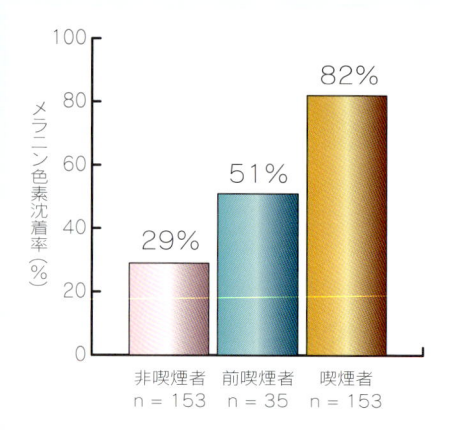

（参考文献13より引用改変）

この結果をどう思いましたか？　臨床現場で、タバコを吸っているのに歯肉メラニン色素沈着がない患者さんがいたり、逆に歯肉メラニン色素沈着があるのにまったくタバコを吸っていなかったり、受動喫煙を疑っても同居する家族に喫煙者がいなかったりして、困惑したことはありませんか？　あなたの判断（困惑）は、決してまちがっていませんので、安心してください。図8に、この報告結果を整理します。

受動喫煙と小児の歯肉メラニン色素沈着の関係

次に、受動喫煙と小児の歯肉メラニン色素沈着との関係を評価したいくつかの報告を、**次ページ以降の図9～12**に紹介します。また、受動喫煙の影響と思われる歯肉メラニン色素沈着症例を図13～15に示します。

図8　埴岡らによる研究をどう臨床に反映させるか？

①喫煙者では、歯肉メラニン色素沈着が認められる確率がかなり高いことは事実です（80％）。しかし、全員ではないということです！　歯肉メラニン色素沈着が認められない喫煙者もいるのです。したがって、『**喫煙者→歯肉メラニン色素沈着、歯肉メラニン色素沈着→喫煙者**』**と即断してはいけない**のです。

②非喫煙者でも、歯肉メラニン色素沈着が認められる場合があります（29％）。そのなかには、受動喫煙による歯肉メラニン色素沈着の場合もありますし、受動喫煙があっても、歯肉メラニン色素沈着がないこともあります。したがって、『**非喫煙者→歯肉メラニン色素沈着がない**』『**受動喫煙のある非喫煙者→歯肉メラニン色素沈着がある**』**と即断してはいけません**。

③この理由の詳細な機序は現時点では不明ですが、個人の生体防御反応の差異、人種差、遺伝的背景（ニコチンを代謝する酵素（CYP2A6）が欠損した人がいる）などが考えられています。

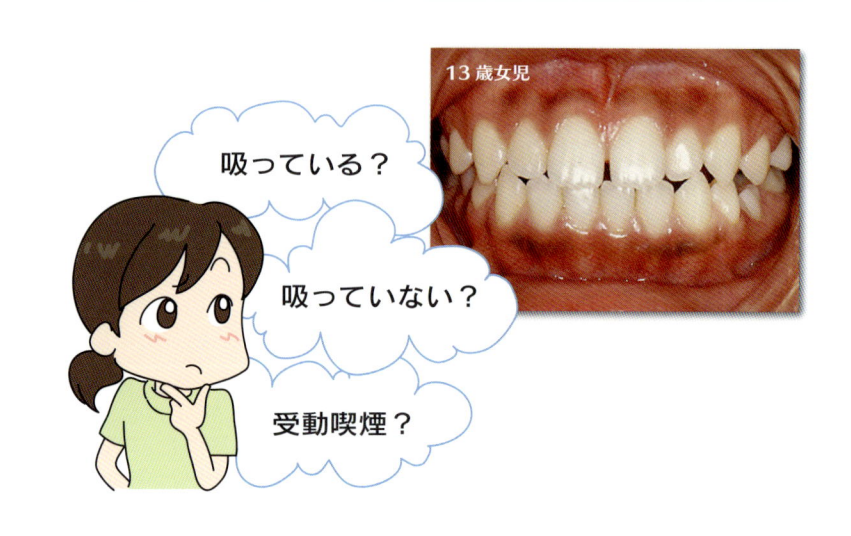

13歳女児

吸っている？
吸っていない？
受動喫煙？

図9　Hanioka ら[14] による子どもの歯肉メラニン色素沈着に関する研究結果

歯科医院受診者 59 名（11.3 ± 2.5 歳）の子どもの歯肉メラニン色素沈着を、2 名の検査者が判定。

① 親の喫煙率は 61%だった。

② 非喫煙家族の子どもで歯肉メラニン色素沈着を認めたものは、2 名の検査者でそれぞれ 29%、39%だった。

③ 喫煙家族の子どもで歯肉メラニン色素沈着を認めたものは、2 名の検査者でそれぞれ 71%、61%だった。

④ 年齢と性別を補正した喫煙家族の子どもの歯肉メラニン色素沈着のオッズ比は、それぞれ 5.4（95% CI 1.5-20.0）、5.6（95% CI 1.4-21.2）だった。

【ポイント】
　この報告では、**親の喫煙が子どもの歯肉メラニン色素沈着を約 5.5 倍増強する**としています。

図10　稲垣ら[15] による子どもの歯肉メラニン色素沈着に関する研究結果

53 名（10.5 ± 6.0 歳）の子どもの歯肉メラニン色素沈着を、2 名の検査者が判定。

① 親の喫煙率は 62%だった。

② 非喫煙家族の子どもで歯肉メラニン色素沈着を認めたものは 36%だった。

③ 喫煙家族の子どもで歯肉メラニン色素沈着を認めたものは 64%だった。

④ 年齢と性別を補正した喫煙家族の子どもの歯肉メラニン色素沈着のオッズ比は、6.7（95% CI 1.5-30.5）と高いリスクになった。

⑤ 上下顎前歯部歯肉のメラニン色素沈着の判定を各 2 名の非喫煙歯科医師と喫煙歯科医師で判定して比較したところ、**喫煙医の判定力が低くなった**。

【ポイント】
① 喫煙家族の子どもで歯肉メラニン色素沈着を認めたものは 65%でした。

② 非喫煙家族の子どもで歯肉メラニン色素沈着を認めたものは 35%でした。

③ 喫煙家族の子どものほうが、非喫煙家族の子どもに比べ、歯肉メラニン色素沈着を認めるリスクが約 7 倍高い結果になりました。

※ 非喫煙家族の子どもであっても、通学時などで受動喫煙する可能性や、喫煙家族の子どもであっても親の喫煙環境（目の前で吸う、目の前では吸わない、自宅では吸わないなど）により受動喫煙や三次喫煙の状況が異なるなど、検証に限界があることは留意しておく必要があります。

図11　関崎[16] による子どもの歯肉メラニン色素沈着に関する研究結果

小児 688 名（3～12 歳、男児 326 名、女児 362 名）に対して、同居家族の喫煙、子どもの前での喫煙、口呼吸、肌の色も含めて、歯肉メラニン色素沈着の有無と程度を 7 名の検査者が判定。

① 喫煙者の家族がいる子どもで、歯肉メラニン色素沈着を認めたものは 77%だった。

② 子どもの前で喫煙する家族がいる子どもで、歯肉メラニン色素沈着を認めたものは 70%だった。

③ 子どもの前では喫煙しない家族がいる子どもで、歯肉メラニン色素沈着を認めたものは 78%だった。

④ 喫煙者の家族がいない子どもで、歯肉メラニン色素沈着を認めたものは 73%だった。

⑤ 歯肉メラニン色素沈着と、口呼吸や肌の色との有意な関連性を認めた。

【ポイント】
　この報告では、**受動喫煙の有無による歯肉メラニン色素沈着の頻度は差異がなく、口呼吸や肌の色との関連**を示唆しました。

図12 Sridharanら[17]による、人種的に歯肉メラニン色素沈着の頻度が高いとされるインドでの報告

喫煙する親をもつ小児および若年者153名（男87名、女46名）に対する受動喫煙の影響を、年齢別に2名の検査者が評価。

年齢群を、1群（6〜12歳、9.2±1.6歳）、2群（13〜18歳、15.6±1.9歳）、3群（19〜24歳、21.9±1.7歳）に分け、それぞれ親の喫煙歴から、受動喫煙の曝露歴も算出（1群11.9±9.6年、2群13.4±9.8年、3群15.2±10.4年）。

①歯肉メラニン色素沈着は、1群92%、2群92%、3群80%だった。

②親の喫煙歴が10年以内の場合の歯肉メラニン色素沈着は、1群87%、2群93%、3群64%だった。

③親の喫煙歴が10年以上の場合の歯肉メラニン色素沈着は、1群100%、2群90%、3群93%だった。

【ポイント】
この報告では、歯肉メラニン色素沈着は年齢に関係なく80%以上に見られ、親の喫煙歴が長くなるほどその頻度が高くなる傾向にありました。

図13 非喫煙女性の歯肉メラニン色素沈着の経時的推移

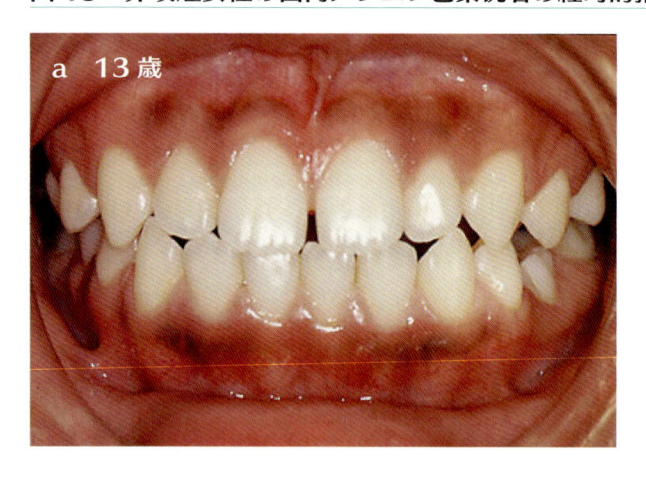

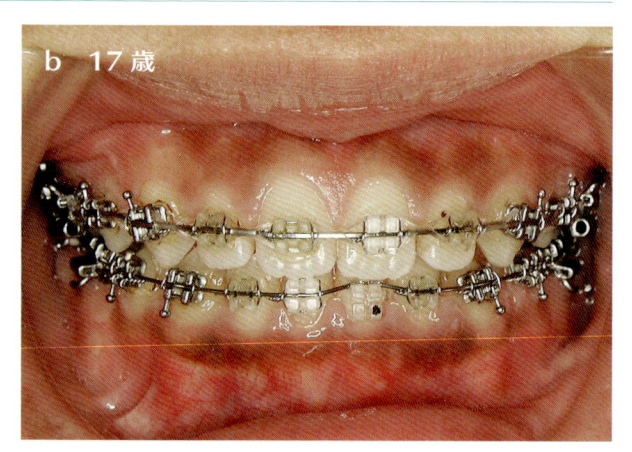

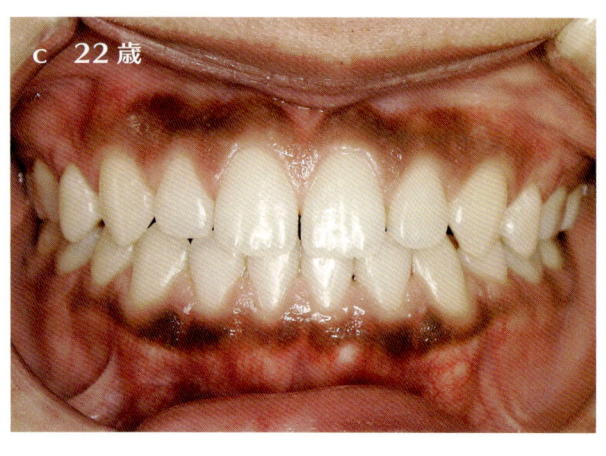

a 13歳

b 17歳

c 22歳

a〜c 非喫煙女性の、13〜22歳時の歯肉メラニン色素沈着の進行状況。父親の喫煙による受動喫煙の継続的影響が疑われます。（写真は酒井矯正歯科クリニック・酒井優先生のご厚意による）

第3章 喫煙と口腔疾患

図14　非喫煙女性の歯肉メラニン色素沈着に対する歯周外科処置による対応とその予後

a　10歳女児。歯列不正の改善を主訴に矯正歯科に来院しました。父親の喫煙に起因すると思われる歯肉メラニン色素沈着が見られました。（以下写真fまで、酒井矯正歯科クリニック・酒井優先生のご厚意による）

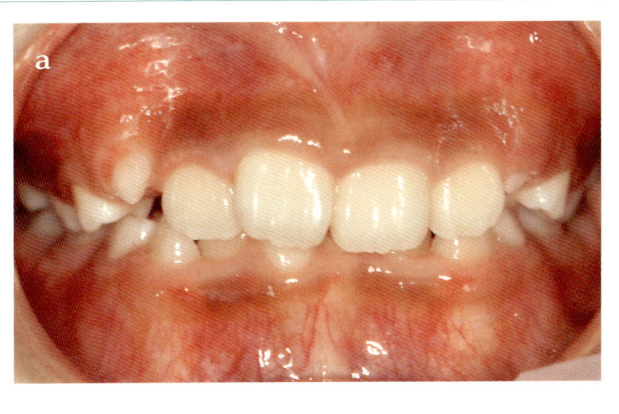

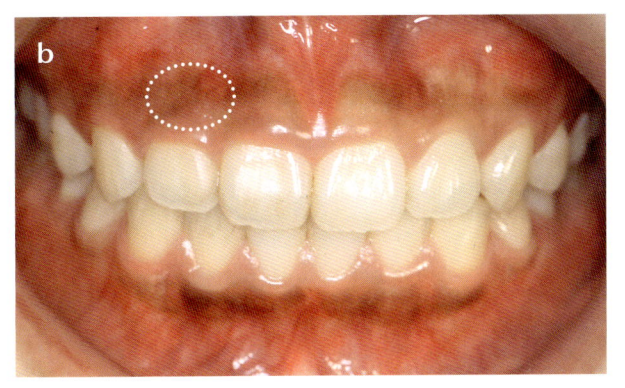

b　矯正治療後（23歳）、歯肉の形態異常（gummy smile）の改善を訴え、歯肉の形態異常に対する歯肉整形術と小帯切除ならびに受動喫煙に起因すると思われる歯肉メラニン色素沈着の切除を行いました。写真中の白枠は、右の c の病理切片採取部位。

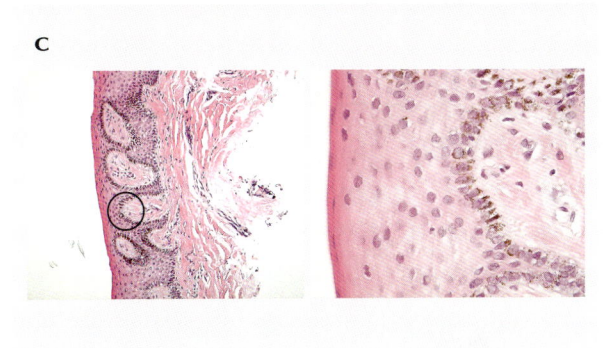

c　病理組織学的には、上皮が錯角化し、基底細胞にメラニン色素の過剰沈着が観察されました。右写真は、左写真中黒枠内の拡大です。

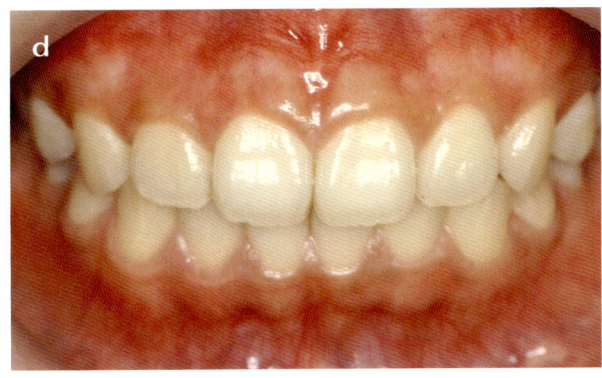

d　術後1か月後の口腔内写真。歯肉メラニン色素が消失し、生理的な歯肉形態が確立されました。

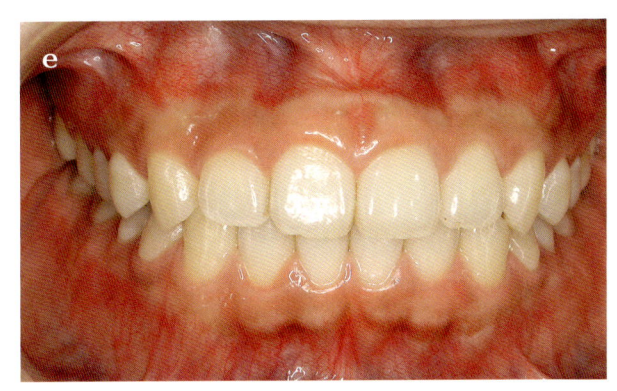

e　術後約1年後。生理的歯周組織が維持されています。

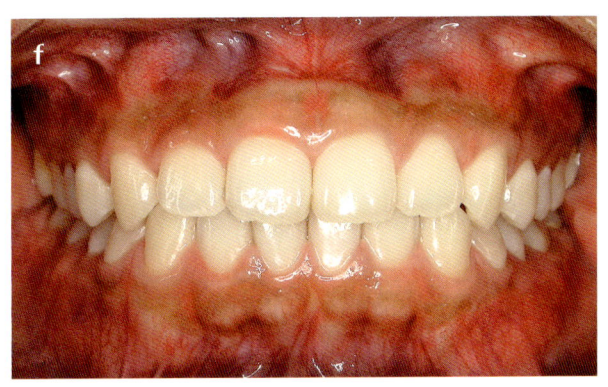

f　しかし父親の喫煙は変わらず、さらに2年後、歯肉メラニン色素の再沈着が認められました。原因が変わらなければ再発してしまうことがわかります。

図15　受動喫煙による歯肉メラニン色素沈着の見られる慢性歯周炎患者（本人は非喫煙者）

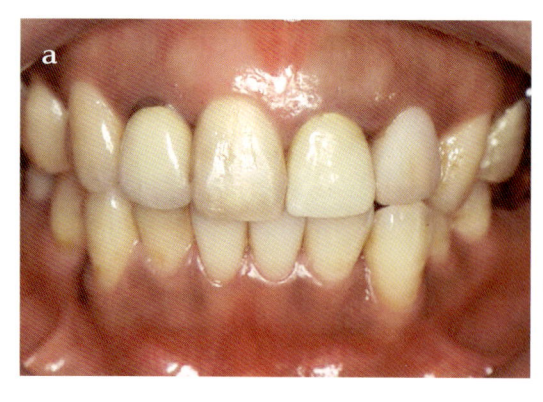

a、b 42歳女性、慢性歯周炎患者の口腔内写真とデンタルエックス線写真です（1999年4月）。歯周炎の進行は軽度ですが、喫煙に起因する歯肉メラニン色素沈着が認められました。しかし本人の喫煙歴はありません。その原因として1988～1999年の職場における受動喫煙の影響が考えられました。

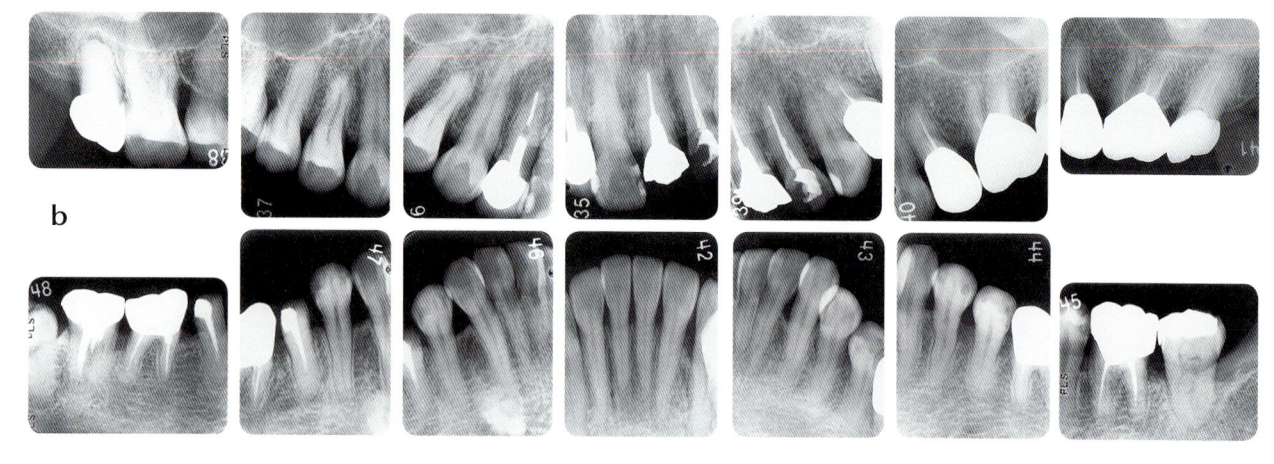

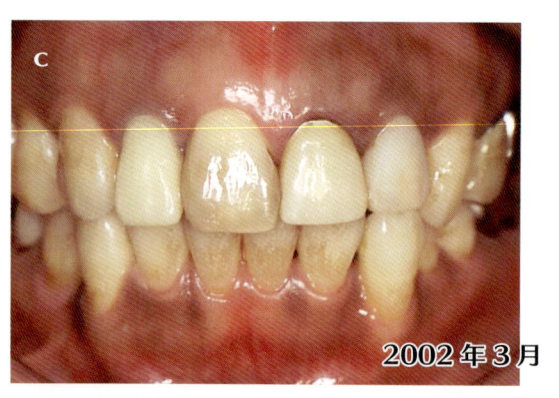

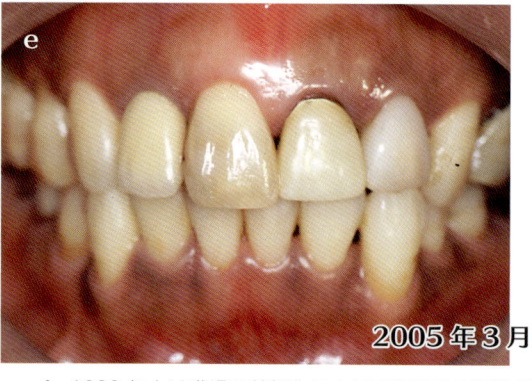

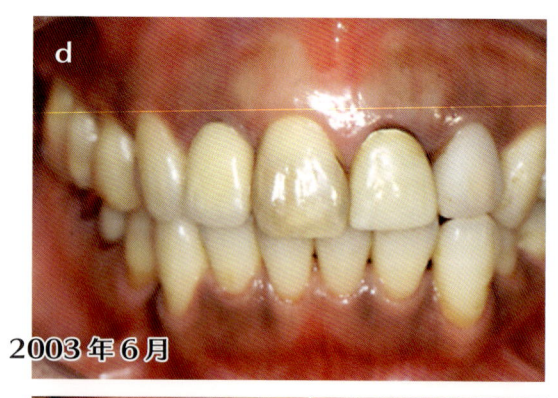

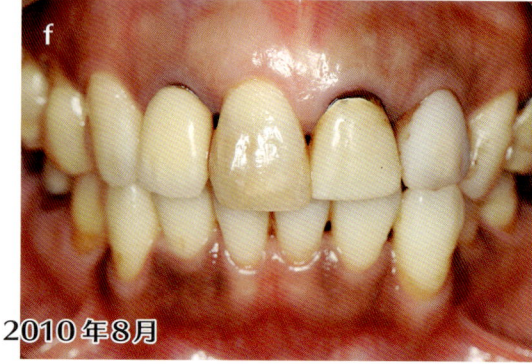

2002年3月　2003年6月
2005年3月　2010年8月

c～f 1999年より職場の禁煙化により受動喫煙の影響が減少し、歯肉メラニン色素沈着は徐々に消失傾向にあります。歯周基本治療により辺縁歯肉の炎症はコントロールされています。しかし10年以上経過していますが、歯肉メラニン色素沈着は残存し、喫煙者の禁煙後に見られるような顕著な消失は見られません。

4 禁煙と歯周組織の関係

禁煙による歯周組織への影響

禁煙による歯周組織への影響については、以下の報告があります。

Morozumiらの報告[18]では、歯周炎ではない喫煙者16名（男性、25.3±4.0歳）の禁煙から1、3、5日後、1、2、4、8週後の歯肉血流量（GBF）と歯肉滲出液量（GCF）を評価しています。その結果、ベースライン時のGBF率とGCF量は、非喫煙健常者（11名、24.4±1.2歳）に比べ有意に低下していましたが、GBF率は禁煙3日後に有意に上昇し、5日後で非喫煙者レベルまで回復しました。一方、GCF量は禁煙5日後に有意に増加し、2週後には非喫煙者レベルまで回復していました。

またNairら[19]は、歯周炎を有する喫煙者27名の3種類の方法（非ニコチン性禁煙治療薬、ニコチン代替療法、補助薬なし）による禁煙前と禁煙開始4～6週後を比較しています。その結果、プラーク付着部位は有意に減少しましたが、プロービング時の出血（BOP）部位は有意に増加した（16%→32%）と報告しています。

歯周治療に対する禁煙の効果

Grossiらは、3群の歯周炎患者（非喫煙者28名、前喫煙者55名、喫煙者60名）において、局所麻酔下によるスケーリング・ルートプレーニング（SRP）の処置前と治癒後（3か月後）の臨床的・細菌学的改善効果を比較しています[20]。その結果、喫煙者群におけるプロービングデプス（PD）減少量および減少率やアタッチメントレベル（CAL）獲得量、さらに*Porohyromonas gingivalis*の検出率は、他の2群に比べ有意に悪化し、非喫煙者と前喫煙者ではほぼ同程度の改善を示したと報告しています。

従来より、喫煙の蓄積効果のリスク（歯周病の場合、治療後のエンドポイントである歯の喪失リスク）が禁煙により非喫煙者のレベルまで減少するのに、5～10年必要であることが示唆されています[21～25]。歯の喪失リスクに関しては、ボストン退役軍人789名（男性、非喫煙者264名、50±10歳／前喫煙者283名、49±9歳／喫煙者242名、45±8歳）を1968年から最長35年間前向きに観察した研究で検討されています[24]。この研究は、ベースライン時の喫煙者242名を、その後の禁煙者129名と喫煙継続者113名に分けて、3年毎に現在歯数や歯周病所見を評価したものです。その結果、非喫煙者に比べて喫煙者では歯の喪失リスクは2.1（95% CI 1.5-3.1）だったものが、禁煙1年後からそのリスクの低下が始まり、禁煙後10年で有意なリスクではなくなり（1.6（95% CI 0.9-2.9））、13～15年でほぼ同じリスクになる（1.0（95% CI 0.5-2.2））としました。

一方、別の大規模集団（男性の医師、歯科医師51,529名（40～75歳）を対象とした前向き調査）での同様の調査では、非喫煙者に比較して喫煙者では高い歯の喪失リスクを持っていますが、禁煙によりそのリスクが徐々に低下していくものの、10年以上経過しても20%（95% CI 1.1-1.3）の歯の喪失リスクがあることを報告しています[25]。

禁煙の効果についてまとめてみると、
①喫煙者の歯肉微小循環は禁煙後早い段階で回復する！
②喫煙により抑制されていた歯肉の炎症兆候や歯周治療後の治療反応性も改善し、歯周組織が早期に回復する！

といえます（☞図16、17参照）。

※ただし、歯の喪失に対する抑制には10年以上が必要となります（ちなみに肺がんでも、禁煙による抑制にはほぼ同じ期間が必要になります）。

図16　禁煙から22年経過し、歯周治療の効果が良好に維持されている症例

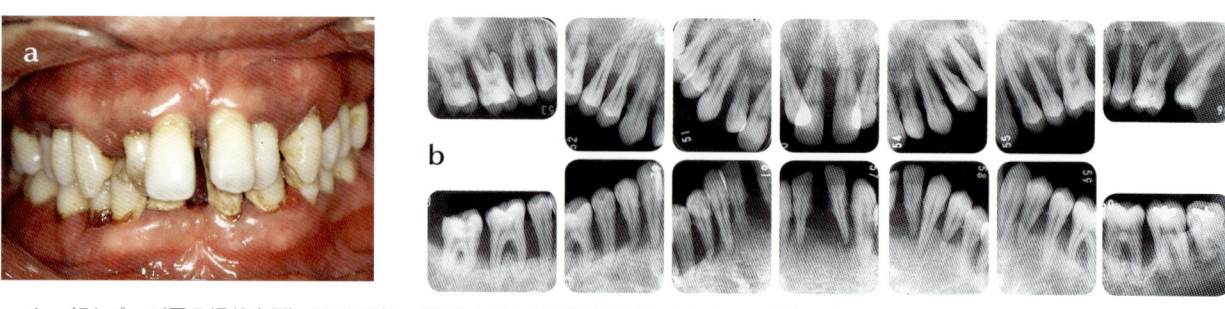

a、b　（51ページ**図5**掲載症例）40歳男性、20歳より1日20本喫煙しています。写真は初診時の口腔内写真とデンタルエックス線写真です。喫煙に起因して歯周組織の高度な破壊が進行していました。また健診で、糖尿病の精査を促されていました。

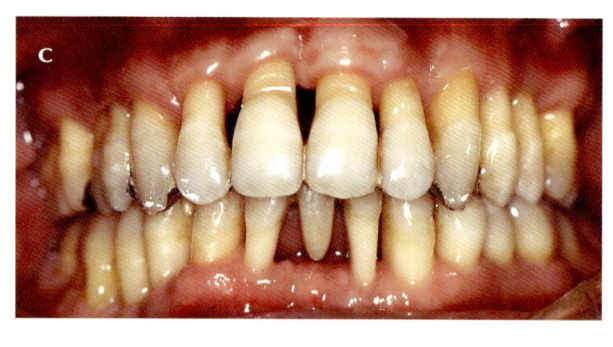

c　禁煙から1年6か月後の口腔内写真。禁酒・禁煙を実践し、矯正治療を含めた歯周治療を受けました。歯肉メラニン色素沈着は消失し、歯周組織は著しく改善されました。

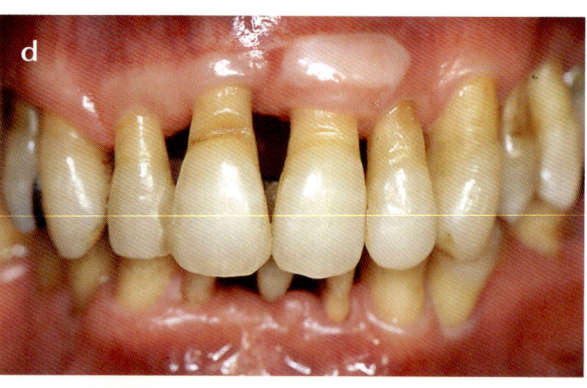

d、e　禁煙から約22年後の口腔内写真とデンタルエックス線写真。禁酒・禁煙を継続しています。歯肉メラニン色素沈着は消失しています。歯周治療と矯正治療により著しく破壊されていた歯槽骨も改善し、良好に経過しています。なお、糖尿病は発症していませんでした。

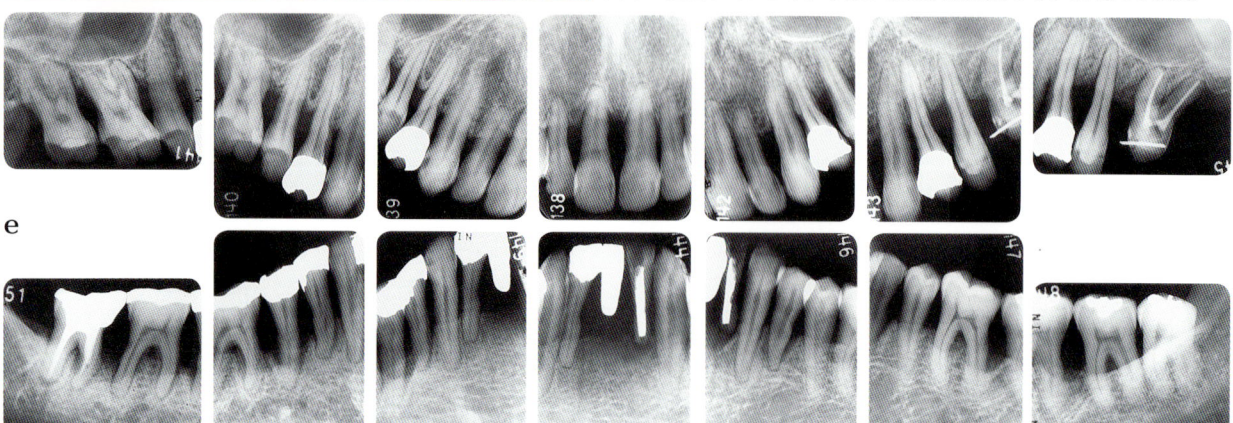

第3章　喫煙と口腔疾患

図17　喫煙関連歯周炎（侵襲性歯周炎を伴う）の症例③

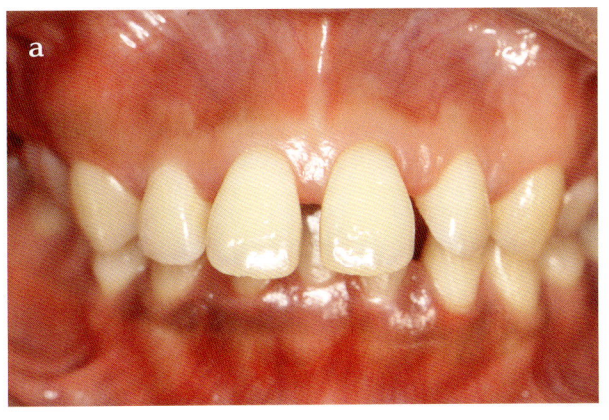

a、b 28歳女性、喫煙本数は20歳より1日10本です。喫煙関連歯周炎患者です。写真は初診時の口腔内写真とデンタルエックス線写真（1998年4月）です。喫煙に起因すると思われる歯肉メラニン色素沈着は顕著で、歯周炎は進行していました。

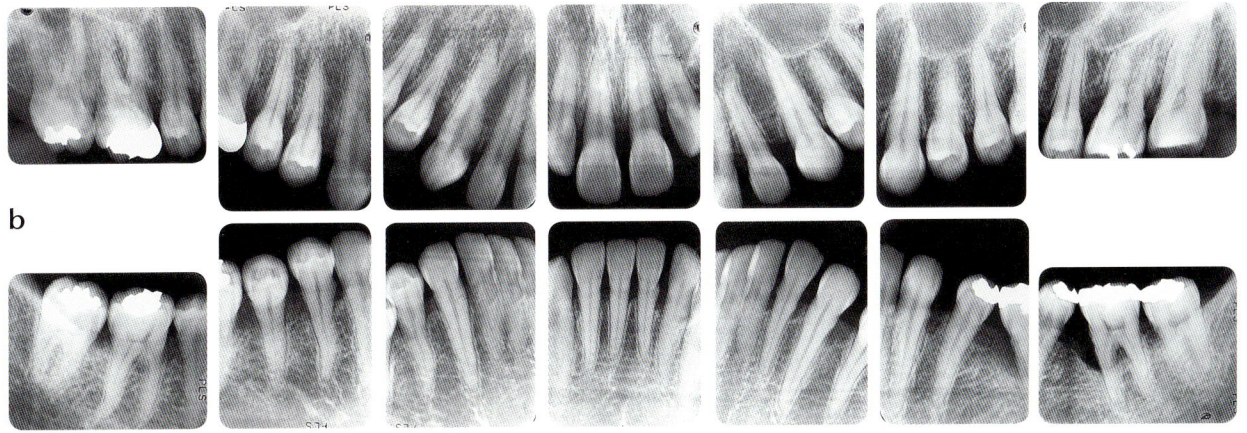

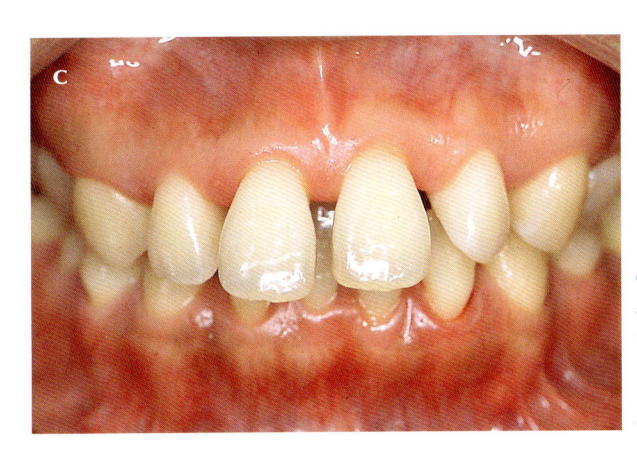

c 喫煙と歯周炎による胎児への悪影響について啓発したところ、歯周基本治療中の1998年12月より禁煙し、歯周組織は改善しました。その後この患者は、2001年12月に正常分娩で健康な男児（3,530g）を出産しました。歯肉メラニン色素沈着は消失傾向にあります。しかし辺縁歯肉の炎症や歯周ポケットが残存しているため、今後も歯周基本治療を徹底させる必要があります。

コラム　喫煙による胎児へのリスク

　喫煙者から生まれる新生児の体重は、非喫煙者から生まれる児に比べて平均200～250g体重が軽く[26]、厚生労働省の乳幼児身体発育調査においても、妊婦の喫煙本数が増えるほど出生時の体重および身長が減少する傾向にあることが判明しています。妊娠中に喫煙していた期間が短いほど児の体重の減少程度は小さいことから、妊娠中のいつの時期であっても禁煙する意義があるといえます[1,2,27～29]。

　また妊婦の喫煙によって、周産期死亡（胎児死亡・新生児死亡）、流産、子宮外妊娠が増加し、出生児の乳幼児突然死症候群（SIDS）のリスクが高くなります。その要因として、胎児肺の構造上の問題、無呼吸発作・低酸素刺激に対する神経伝達の障害、睡眠・覚醒に関する発達障害などが考えられています[1,2,27～29]。

　さらに、ある種の先天奇形との関連も包括的なレビューで報告されています[30]。先天奇形は妊娠のごく初期の喫煙が関係するため、これらを予防するためには妊娠が判明する前から禁煙している必要があります。

第3章 参考文献

1. 日本禁煙学会．禁煙学．第2版．東京：南山堂，2010．
2. 藤原久義，阿彦忠之，飯田真美，加治正行，木下勝之，高野照夫，高橋裕子，竹下彰，土居義典，友池仁暢，中澤誠，永井厚志，埴岡隆，平野隆，伊藤隆之，小川久雄，望月友美子，吉澤信夫，川上雅彦，川根博司，神山由香理，柴田敏之，薗潤，坪井正博，中田ゆり，中村正和，中村靖，松村敬久，大和浩，島本和明，代田浩之，日本口腔衛生学会，日本口腔外科学会，日本公衆衛生学会，日本呼吸器学会，日本産婦人科学会，日本循環器学会．循環器病の診断と治療に関するガイドライン（2003-2004年度合同研究班報告）．禁煙ガイドライン．Circ J 2005;69(Suppl. IV):1005-1103.
3. 稲垣幸司，渡辺修，近藤清美，酒井優，花田祥子．喫煙による口腔内への影響とは？ 歯周病・歯肉着色などの観点から．チェアサイドで役立つ！歯科衛生士のための禁煙支援．デンタルハイジーン 2009;29(2):202-207.
4. 沼部幸博．歯周組織に対する喫煙の影響．日歯周誌 2003;45(2):133-141.
5. 大森みさき，両角俊哉，稲垣幸司，横田誠，沼部幸博，佐藤聡，伊藤弘，王宝禮，上田雅俊，山田了，伊藤公一．ポジション・ペーパー．喫煙の歯周組織に対する影響．日歯周誌 2011;53(1):40-49.
6. Novak MJ, Novak KF, Preshaw PM. Smoking and periodontal disease. In: Newman MG, Takei H, Klokkevold PR, Carranza FA. Carranza's Clinical Periodontology. 11th ed. Philadelphia: Saunders, 2012:294-301.
7. Geisinger ML, Holmes CM, Geurs NC, Vassilopoulos PJ, Reddy MS. Host modulation for smokers undergoing periodontal maintenance: A review of current evidence. Clinical Advances in Periodontics 2011;1(1):54-60.
8. 日本歯周病学会ガイドライン作成小委員会．歯周病の診断と治療の指針（2007年）．東京：医歯薬出版，2007:4-5.
9. Arbes SJ Jr, Agústdóttir H, Slade GD. Environmental tobacco smoke and periodontal disease in the United States. Am J Public Health 2001;91(2):253-257.
10. Sanders AE, Slade GD, Beck JD, Agústdóttir H. Secondhand smoke and periodontal disease: Atherosclerosis risk in communities study. Am J Public Health 2011;101 suppl 1:S339-346.
11. Yamamoto Y, Nishida N, Tanaka M, Hayashi N, Matsuse R, Nakayama K, Morimoto K, Shizukuishi S. Association between passive and active smoking evaluated by salivary cotinine and periodontitis. J Clin Periodontol 2005;32(10):1041-1046.
12. Erdemir EO, Sönmez IS, Oba AA, Bergstrom J, Caglayan O. Periodontal health in children exposed to passive smoking. J Clin Periodontol 2010;37(2):160-164.
13. 埴岡隆，田中宗雄，玉川裕夫，雫石聰．喫煙習慣が関係する歯肉メラニン色素沈着の疫学的研究．口腔衛会誌 1993;43(1):40-47.
14. Hanioka T, Tanaka K, Ojima M, Yuuki K. Association of melanin pigmentation in the gingiva of children with parents who smoke. Pediatrics 2005;116:e186-190.
15. 稲垣幸司，野口俊英，杉山成司，横井誉，原田崇，渡辺修．受動喫煙の小児歯周組織への影響．第41回中部日本小児科学会抄録集 2005:46.
16. 関崎和夫．受動喫煙と歯肉メラニン沈着に関連性はない!? 小児688名の調査結果より．the Quintessence 2010;29(7):127-139.
17. Sridharan S, Ganiger K, Satyanarayana A, Rahul A, Shetty S. Effect of environmental tobacco smoke from smoker parents on gingival pigmentation in children and young adults: a cross-sectional study. J Periodontol 2010;82(7):956-962.
18. Morozumi T, Kubota T, Sato T, Okuda K, Yoshie H. Smoking cessation increases gingival blood flow and gingival crevicular fluid. J Clin Periodontol 2004;31(4):267-272.
19. Nair P, Sutherland G, Palmer RM, Wilson RF, Scott DA. Gingival bleeding on probing increases after quitting smoking. J Clin Periodontol 2003;30(5):435-437.
20. Grossi SG, Zambon J, Machtei EE, Schifferle R, Andreana S, Genco RJ, Cummins D, Harrap G. Effects of smoking and smoking cessation on healing after mechanical periodontal therapy. J Am Dent Assoc 1997;128(5):599-607.
21. Preshaw PM, Heasman L, Stacey F, Steen N, McCracken GI, Heasman PA. The effect of quitting smoking on chronic periodontitis. J Clin Periodontol 2005;32(8):869-879.
22. Palmer RM, Wilson RF, Hasan AS, Scott DA. Mechanisms of action of environmental factors--tobacco smoking. J Clin Periodontol 2005;32 Suppl 6:180-195.
23. Hanioka T, Ojima M, Tanaka K, Matsuo K, Sato F, Tanaka H. Causal assessment of smoking and tooth loss: a systematic review of observational studies. BMC Public Health 2011;11:221.
24. Krall EA, Dietrich T, Nunn ME, Garcia RI. Risk of tooth loss after cigarette smoking cessation. Prev Chronic Dis 2006;3(4):A115.
25. Dietrich T, Maserejian NN, Joshipura KJ, Krall EA, Garcia RI. Tobacco use and incidence of tooth loss among US male health professionals. J Dent Res 2007;86(4):373-377.
26. Roquer JM, Figueras J, Botet F, Jiménez R. Influence on fetal growth of exposure to tobacco smoke during pregnancy. Acta Paediatr 1995;84(2):118-121.
27. 加濃正人．タバコ病辞典．第2版．東京：実践社，2004．
28. 禁煙推進学術ネットワーク．喫煙に関連する疾患・病態．http://www.kinennohi.jp/index.html（2011年10月10日アクセス）
29. 望月友美子．もう、たばこはいいでしょう．第1版．東京：がん研究振興財団，2009．
30. Hackshaw A, Rodeck C, Boniface S. Maternal smoking in pregnancy and birth defects: a systematic review based on 173 687 malformed cases and 11.7 million controls. Hum Reprod Update 2011;17(5):589-604.

4

禁煙支援導入マニュアル

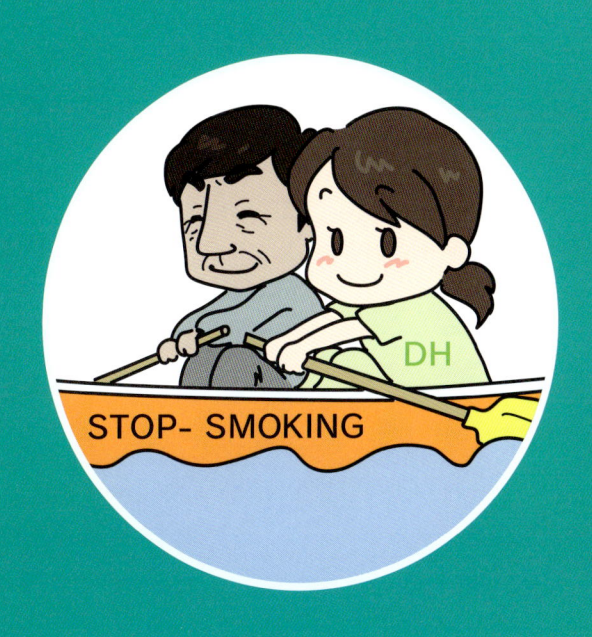

1 禁煙治療について理解しよう

ニコチン依存症の治療は、基本的には身体的依存と心理的依存の両面を考慮した治療が必要になります。前者に対してはおもに禁煙補助薬による治療が行われますが、後者には心理療法や行動科学を応用した非薬物的アプローチが行われ、歯科における禁煙支援の範疇になります。

■ 標準的な治療法（保険給付で行われる禁煙治療）について知ろう

医療機関の禁煙治療に対する保険給付（病名：ニコチン依存症、**図1**）は外来患者が対象で、**図2**の4要件をすべて満たすことが必要になります[1]。また禁煙治療は、初回診察から2週間後、4週間後、8週間後、12週間後の4回（約3か月）の通院で終了となります。

なお、ブリンクマン指数が200（たとえば1日20本で10年）以上であることから、若年者には保険適用できない点を留意しておく必要があります（一般診療であれば問題ありません）。

図1　ニコチン依存症管理料[2]

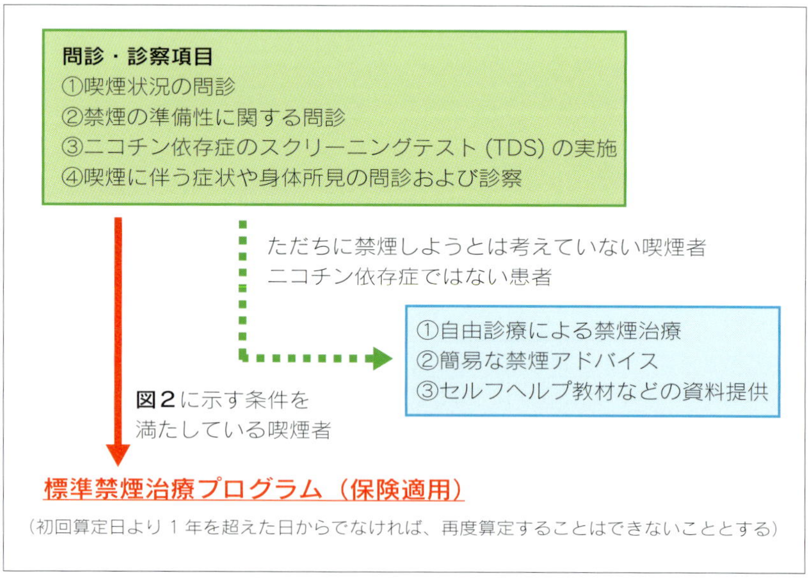

問診・診察項目
①喫煙状況の問診
②禁煙の準備性に関する問診
③ニコチン依存症のスクリーニングテスト（TDS）の実施
④喫煙に伴う症状や身体所見の問診および診察

→ ただちに禁煙しようとは考えていない喫煙者
　ニコチン依存症ではない患者
　①自由診療による禁煙治療
　②簡易な禁煙アドバイス
　③セルフヘルプ教材などの資料提供

→ 図2に示す条件を満たしている喫煙者
　標準禁煙治療プログラム（保険適用）
　（初回算定日より1年を超えた日からでなければ、再度算定することはできないこととする）

図2　保険給付による禁煙治療の条件

①ただちに禁煙しようと考えていること
②ニコチン依存症のスクリーニングテスト（Tobacco Dependence Screener：TDS☞107ページ参照）[3]が5点以上であること
③ブリンクマン指数（1日の喫煙本数×喫煙年数）が200以上であること（☞106ページ参照）
④禁煙治療を受けることを文書により同意していること

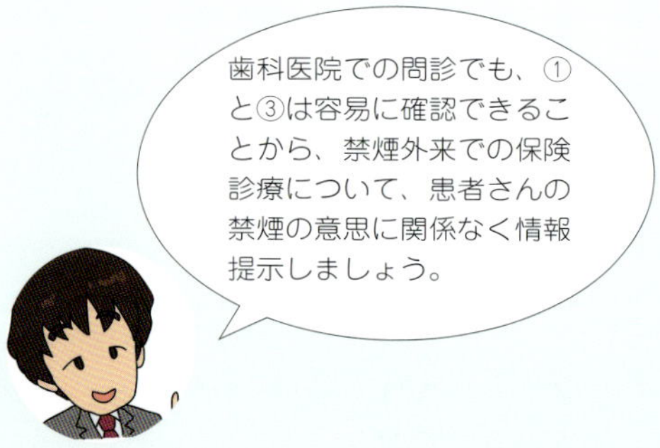

> 歯科医院での問診でも、①と③は容易に確認できることから、禁煙外来での保険診療について、患者さんの禁煙の意思に関係なく情報提示しましょう。

禁煙外来での治療の流れ

禁煙外来で行われる標準的な治療法[1]は、おもに身体的依存に対する禁煙補助薬を用いた治療になります。

初回

初診時の問診では、治療法の説明の他、ニコチン依存度（TDS）、喫煙状況、禁煙の関心度などを確認します（①）。また、呼気中の一酸化炭素濃度の測定（②☞106ページ参照）と禁煙開始日の決定、「禁煙誓約書」へのサイン（③）、次回診察日の決定を行い、必要に応じて治療のための禁煙補助薬の処方を受けます。

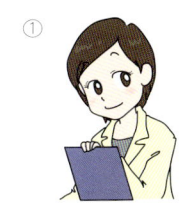

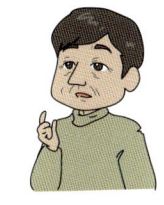

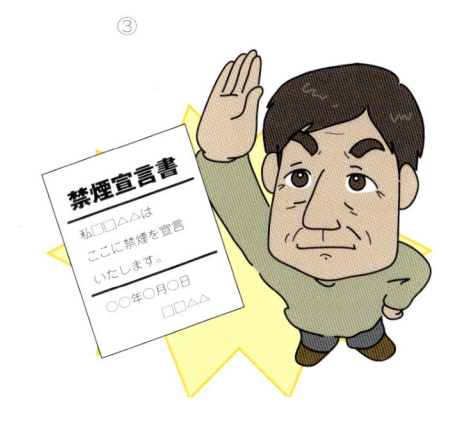

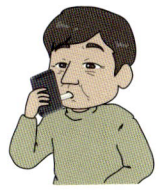

2回目 2週後

呼気中の一酸化炭素の測定を行い、喫煙状況を確認します。必要に応じて、禁煙補助薬の追加処方を受けます。

3・4回目 4、8週後

呼気中の一酸化炭素の測定とともに、禁煙継続や出現した離脱症状の確認、禁煙継続の問題点やその対処法などについてカウンセリングします。

5回目 12週後

呼気中の一酸化炭素の測定とともに、禁煙に成功していれば、そのまま継続するための問題点や対処法について確認します。

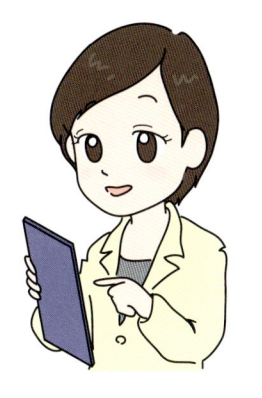

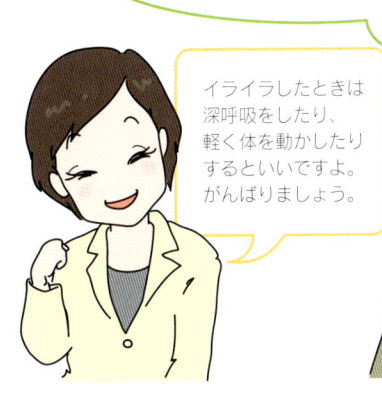

> 薬を使うと楽に禁煙できるんですね。でもまだ少しイライラすることもあります。

> イライラしたときは深呼吸をしたり、軽く体を動かしたりするといいですよ。がんばりましょう。

2 歯科治療における禁煙支援の手順

歯科治療に訪れる患者さんは、歯科医師や歯科衛生士に対して、現時点では禁煙に関する訴えを起こすことはないため、本人の喫煙や受動喫煙に起因した所見に対して、喫煙や受動喫煙と歯周病、さらにはその他の全身への悪影響について積極的に啓発し、歯周基本治療として禁煙を図る必要があります。

患者さんにとっては、「まさか歯科医院で禁煙とは」のように思ってもみない不意打ちになります。ですからビックリしたり、人によっては不快感を示したり、怒りの反応を示す場合もあります。もちろん好意的な反応もあります。

しかしその反応のすべてが、禁煙に対する反応になります。その反応を記録し、受け入れましょう。不快感を示したり怒りを示したからといって、ガックリしないでください。必ず心のどこかには残っていて、いつか好転反応のきっかけになることもあります。

なお禁煙後、身体的依存はほぼ3日で消失するので、禁煙していても再喫煙してしまったりタバコがやめられないのは、前述した心理的依存によることになります。したがって、心理的依存に対する歯科衛生士による禁煙支援がより一層重要となります。

禁煙支援のステップ "5A"

2000年にAHRQ（米国厚生省の下部組織、Agency for Healthcare Research and Quality）禁煙指導ガイドライン（a clinical practice guideline for treatment tobacco use and dependence, 2000年）が作成されました（2008年に改訂）[4]。このガイドラインは、6,000編以上の論文に基づく50以上のメタアナリシスを実施したエビデンスに基づいたもので、臨床現場でプライマリケア医が禁煙支援を行う際の手順が5つのAとして示されています（**図3**）[1, 2, 4, 5]。

この禁煙指導の手順として推奨されている5つのAに歯科患者をあてはめると、次ページのように考えられます。

米国医療研究品質局（AHRQ）による禁煙支援を行う際の手順（5A）。

図3　禁煙支援の手順　5Aアプローチ

Step 1　Ask 尋ねる
すべての患者に喫煙の有無を聞く。

Step 2　Advise 助言する
すべての喫煙者に対して、「強く」「はっきりと」禁煙を促す。

Step 3　Assess 評価する
禁煙の意欲やニコチン依存度を調べ、意欲が低ければ高める。

Step 4　Assist 支援する
具体的な禁煙の方法を伝え、教材や薬剤を提供する。

Step 5　Arrange 調整する
生じた問題点を検討して、対策を立てる。

Step 1 Ask 「尋ねる」

問診により、患者の喫煙歴（喫煙本数、喫煙開始年齢、喫煙年数、禁煙経験）、病歴を確認します。

Step 2 Advise 「助言する」

禁煙を希望する・しないにかかわらず、全員に喫煙の有害性を説明し、患者の口腔への弊害を示しながら禁煙を促します。あいまいな助言は避け、個人に応じた禁煙に関する助言を伝えましょう。

「できれば禁煙したほうがいいですね」や「本数を少しずつ減らしませんか」という安易な発言は不適切で、かえって禁煙動機の低下につながるので、絶対に避けてください。本数を減らしても、吸わない時間はがまんが続くだけでよりつらく、喫煙時により深く吸い込んでしまい、むしろ体内に取り込まれる有害物質は増えることが報告されています[6]。**減煙は誤りなので、絶対に勧めないでください。**

Step 3 Assess 「評価する」

生活背景、心身医学的側面などを総合的に考慮に入れて、禁煙に対する関心（禁煙ステージ☞113ページ参照）を確認し、ニコチン依存度を評価します。身体的ニコチン依存度の判定は、FTQ（Fagerström Tolerance Questionnaire）もしくはFTND（Fagerström Test for Nicotine Dependence ☞108ページ参照）にて行い、ニコチンガムなどのニコチン代替療法の適用を決定します。

心理的依存（特にタバコに対する認知の歪み）の判定には加濃式社会的ニコチン依存度調査票（Kano Test for Social Nicotine Dependence, KTSND ☞108ページ参照）[7～12]を用います。

なお、「起床後、何分でタバコを吸うか（起床時の喫煙欲求）」という簡単な質問だけでも、ニコチン依存度（身体的依存）が推定できます。起床直後はもっともニコチン濃度が低い時間であり、起床時の喫煙欲求の程度がニコチン依存度の強さを反映しています。

ニコチン依存度を評価しながら、禁煙の意思のある喫煙者を識別し、支援を開始します。

Step 4 Assist 「支援する」

禁煙希望者に対して、禁煙支援を含めた歯科治療を行います。身体的依存によるニコチン離脱症状への対応が主となり、ニコチン代替療法の導入が必要となります。

また、習慣や条件反射などの心理的依存に起因する喫煙欲求には、行動療法をくり返します。すなわち、喫煙しない環境を整え、気持ちを喫煙からそらせるような行動を実行させます。

喫煙の有害性ばかりを話しても禁煙行動は起きにくいので、禁煙による効果（変化）などの情報を提供し、有効性が高く、喫煙者が実行可能と感じる方法を呈示するといいでしょう。

Step 5 Arrange 「調整する」

禁煙による歯科治療、特に歯周基本治療に対する歯周組織の反応を評価すると同時に、禁煙に対する患者さんの努力過程を**継続的に支援していきます**。さらに、たとえ1本でも再喫煙につながることを、しっかりと認識させておくことが大切です。

禁煙の動機づけの再強化

歯科医院に通院する無関心期（☞113ページ参照）の禁煙意思のない患者さんには、前述の5Aの「Step 2 Advise」と「Step 3 Assess」の過程をくり返します。しかしなかなか禁煙に導入できず、禁煙の動機づけの再強化が必要な場合の具体的方法として、AHRQガイドラインが提唱した「5つのR」があります（図4）[2,4]。

これは、疾患やライフスタイルなど個人的問題と禁煙の必要性を関連づけ（Relevance：関連性）、喫煙の疾患リスクをはっきり示し（Risks：リスク）、禁煙のメリットに気づかせ（Rewards：報酬）、禁煙への障壁を確認させたうえで回避方法を提示する（Roadblocks：障害）とともに、機会をとらえて動機づけをくり返す（Repetition：反復）ことの重要性を説いています[1,2,4,5]。

図4　禁煙の動機づけの強化（5R）

Step 1　Relevance 関連性

個人の問題（病気、健康への不安、家庭での子どもへの影響、社会的立場、趣味、結婚、妊娠、出産、過去の禁煙経験や失敗の原因など）と関連づけた情報の提供を行いながら励まします。

Step 2　Risks 疾患リスク

喫煙の健康に対する影響についてどのように考えているか確認し、そのなかから患者さんにとってもっとも関心のありそうな影響（口腔も含む）に焦点を当てて情報を提供します。
具体的には、喫煙による急性リスク（息切れ、喘息、妊娠への影響など）、慢性リスク（心疾患、脳卒中、肺がんなどの悪性腫瘍、COPDなど）および受動喫煙や三次喫煙による家族へのリスクなどを念頭に置いておきます。

Step 3　Rewards 報酬

禁煙の効果について患者さんがどのように考えているかを尋ねるとともに、その患者さんにもっとも関係のありそうな禁煙の効果についての情報を提供します。
具体的な効果の例としては、健康（感）の回復、味覚や嗅覚の回復、経費の節約、自分自身をよく思える、部屋・車・衣類のタバコ臭や口臭の消失、禁煙を思い悩むことからの解放、子どもへのよい見本となる、運動能力や体力の回復、肌のしわや老化現象の緩和などです。

Step 4　Roadblocks 障害

患者さんの禁煙を妨げる要因（障害）となっているものは何かを尋ね、それを解決するための方法（問題解決型のスキルトレーニング、ニコチン代替療法などの薬物治療）について助言します。
典型的な障害としては、禁断症状、失敗への恐怖、体重増加、不十分な支援体制、うつ状態、喫煙の楽しみなどです。

Step 5　Repetition 反復

禁煙の動機づけを強化するための働きかけは、患者さんの来院ごとにくり返し行うことが重要です。過去に禁煙の失敗を経験した患者さんには、なんども挑戦して禁煙に成功した患者さんが多いことを伝えます。失敗は、けっしてマイナスではないことを伝えてください。

歯科衛生士ならではの禁煙支援『動機づけ面接法』をマスターしよう

動機づけ面接とは？

禁煙支援に使える面接法

　動機づけ面接法（motivational interviewing：MI）は、Millerと Rollnickにより考案された面接スタイルで、患者さんの意思決定や自律性を尊重する患者中心的要素と行動変容に向かわせる指示的要素をあわせ持つ面接法です[13〜16]。

　すでに依存症治療や各種行動変容の臨床において効果が実証されていて、メタアナリシスでは、短い助言と比べ、MIを実施することによって半年後の禁煙率が3.49（95%信頼区間（CI）1.53-7.94）倍になると報告されています[17]。

　MIは、米国精神医学会物質使用障害治療ガイドラインにおけるニコチン依存への心理学的治療に推奨されている他[18]、2008年に改定された米国医療研究品質局（AHRQ）禁煙治療ガイドラインにおける「**禁煙を希望しない喫煙者への介入戦略**」に挙げられています[19]。なお、米国では禁煙指導・禁煙治療の標準的な治療戦略に位置づけられているMIは、北欧では**歯周基本治療の口腔清掃指導の動機づけ**[20]として推奨・導入されています。しかし日本では、一部の書籍や教材で、禁煙指導・禁煙治療へのMIの適用方法が紹介されているだけです[21, 22]。筆者らは、一方的な権威的面接とMI的面接後のそれぞれの行動変容の重要度、自信度の変化を比較した研究を行いましたが、重要度と自信度は権威的面接によって有意に低下し、MI的面接によって有意に上昇したことを確認しています[23]。

　MIは、患者さんの意思や自律性を尊重し、患者さん自らが禁煙する気持ちを起こさせる面接法です。つまり、**禁煙を希望してくるわけではないあなたの歯科医院の患者さんに、最適な面接法といえる**のです。

権威的面接の限界

　喫煙は歯周病や口腔がんのリスク因子なので、皆さんは患者さんに対して、「タバコをやめるのが正しい治療方針であり、やめるべきだ！」「タバコを続けるのはよくない、やめるべきだ！」といった、権威的面接をしていることはありませんか？

　たとえば……

衛　○○さんの歯肉の腫れは、歯周病が進んで重症となった結果です。そのおもな原因がタバコです！

衛　このままタバコを吸い続けると、歯周病がどんどん進み、歯がなくなってしまうかもしれません！

衛　タバコをやめると、免疫力が正常に戻るので、最初は歯肉の出血や腫れが目立つ場合がありますが、その状態で歯ブラシを正しくやれば、歯肉の出血や腫れがなくなってきます。体調もよくなりますよ。タバコは絶対にやめてください！

（衛＝歯科衛生士）

けっしてあなたの考えはまちがってはいませんし、まちがったことは言っていません。しかし、これに対して以下のような患者さんに遭遇したことはありませんか？

患　……はい、はい

患　はあ、そうなんですか。よくわかりましたよ！

患　精一杯努力はしてみますが……

（患＝患者）

　あなたは明確なアドバイスをしているのですが、時として禁煙しようとは思っていない患者さんの**抵抗**を産み、このような「空返事」が返ってきます（もちろん、うまくいくこともあります）。話しているそばから、引いている・白けている・気がないことが伝わってくる——そんな患者さんには、そのまま（いわゆる権威的面接）では早期の変化は期待できません。

　そんなときこそ、あなたは自分自身の正しい認識を保ちつつ、喫煙する患者さんのタバコに対する方向性を探ることが大切です。つまり、患者さんのタバコに関する話をよく聴き、本人のタバコに対する価値観やなりたい方向を確認して、変化のために具体的に何が必要かを患者さんと一緒に考えていくことが必要になるのです。実はその面接法こそが、MIそのものです。

　以下では、MIを実践するうえで求められるノウハウをご紹介します。

共感的応答（OARS）を心がけよう

だれにでもある両価的思考を理解・共感し、対応することが大切

禁煙支援を行うならば、患者さんの心理状態が、「変わりたい（タバコをやめたい）、でも変わりたくない（タバコはやめたくない）」という両価的（どちらにも傾いている状態でアンビバレントといいます）な思考の綱引きという状況にあることを理解しておく必要があります。

たとえば、あなたが「変わること（禁煙すること）」を強制しようとすれば、患者さんは抵抗して「変わらなくても（禁煙しなくても）いい理由」や「変われない（禁煙できない）理由」を並べ立て、変化から遠ざかろうとします。これは一般的に、図5のような抵抗の原則に基づいた行動です[13〜15, 21]。

そのような心理状況にある患者さんには、「変わりたい（タバコをやめたい）、でも変わりたくない（タバコはやめたくない）」という気持ちに共感しつつ、その両価性の矛盾を気づかせ拡大するように要約して質問を投げかけていくことが大切です。これは共感的応答といわれる手法で、具体的な方法は「OARS」という言葉で要約される4つの応答を適宜使うことで、少しずつ変化への動機を前進させます（図6）[13〜15, 21]。

図5　抵抗の原則

- 否認（無意識に害を認めない）＝害の過小評価
  - 自分の病気はタバコのせいではない！
  - 合法であるタバコが、からだに悪いはずがない！
- 合理化（無意識にもっともらしい理由を作り出す）＝効用の錯覚（誤解）
  - タバコには○○というメリットがある！
- 非理性的な信念（自滅的な決めつけ）＝障害の過大評価
  - 禁煙はつらくて耐えられるものではない。
  - 禁煙したら死んじゃう！
  - 禁煙したら、タバコ仲間を裏切ることになるから、そんなことできない。
- その他（社会的暗示、治療者や禁煙志向への抵抗、自己否定感など）
  - 合法のタバコで税金を納めて、国に貢献していることのなにが悪い！
  - 嫌煙派のいきすぎた態度が気に入らない！
  - 禁煙ファシズムなんかには屈しないぞ！　意地でも吸い続けてやる！

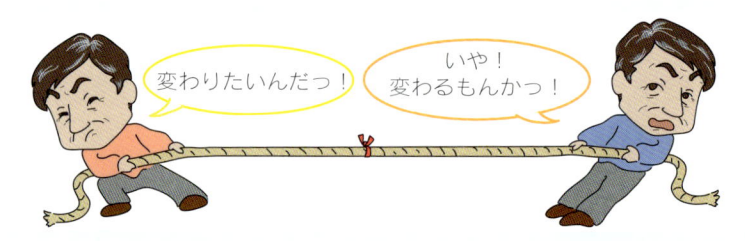

両価的（アンビバレント）な思考は、綱引きのようなイメージといえます。

図6　動機づけ面接法の基本戦略：共感的応答（OARS）

- 開かれた質問（Open Question）
「○○についてどう思いますか？」のように、「はい・いいえ」だけでは答えられない質問。
行動変容を行わないことに対するよい面と悪い面を十分に聴く。

- 是認、肯定（Affirming）
行動変容に向かうよいところを探して、（選択的に）強化する（ほめる）。

- 聞き返し（Reflecting）
相手の言葉を肯定文（否定文）で、そのまま、もしくは理解した内容で返す。

- 要約（Summarizing）
よい面と悪い面を並列に並べ、相手に返す。

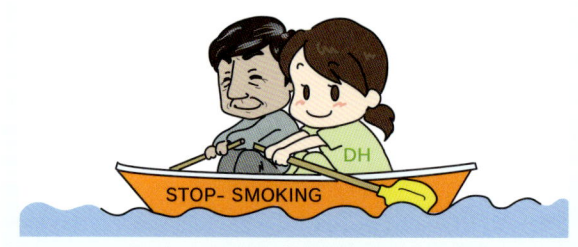

共感的応答（OARS）のイメージ。患者さんと歯科衛生士さんとの共同作業で、ゴールを目指して、ボートのオールで漕ぐイメージといえます。

図7　権威的面接の例（青字は解説）

患　タバコをやめようかどうしようか迷っています。
衛　それは当然やめるべきでしょう。【早すぎる説得】
患　でも、決心がつかなくて……。
衛　そうでしょうか？　心のなかではどうすべきかわかっているはずですよ！【解釈の押しつけ】
患　タバコがないと落ち着かなくて。
衛　それは一時的なものですよ。禁煙補助薬で何とかなりますよ。【早すぎる助言】
患　でも……今はまだその時期ではないと思うんです。
衛　しかし今すぐ始めないと、きっと後悔しますよ！【脅し】
患　そんなおおげさな！
衛　あなたのために必要なことなんですよ！【早すぎる説得】
患　タバコを吸わないでいられる自信がありません！どうしたらいいですか？
衛　大丈夫ですよ！【慰め】

（患＝患者、衛＝歯科衛生士／参考文献13、14、21より引用改変）

図8　共感的応答（OARS）の例（青字はOARS）

患　タバコをやめようかどうしようか迷っています。
衛　それは何か理由が？【開かれた質問】
患　最近、歯肉の腫れが止まらないし、胃の調子までよくないんです！
衛　最近、歯肉の腫れが止まらないのが心配だし、胃の調子までもよくないんですね！【聞き返し】
　　他には？【開かれた質問】
患　妻も心配しているし、子どもも小学校でタバコの授業があったようで、「やめろやめろ」とうるさいんです！
衛　そうですか！　最近、歯肉の腫れが止まらないのが心配で、胃の調子までもよくない。奥さんも心配されていて、お子さんもタバコをやめることを望んでいる。【要約と聞き返し】
　　他には？【開かれた質問】
患　いやあ……。でも、タバコがないと落ち着かなくてねぇ。
衛　タバコがないと落ち着かない？【聞き返し】
　　他にタバコがやめにくいと考える理由は？【開かれた質問】
患　まだその時期ではないようにも思えるんです。
衛　他には？【開かれた質問】
患　いや、そんなところです。
衛　今までの話をまとめると……最近、歯肉の腫れが止まらないのが心配で、胃の調子までもよくない。奥さんも心配されていて、お子さんもタバコをやめることを望んでいる。一方で、タバコがないと落ち着かなくて、まだ禁煙の時期ではないと考えていらっしゃる。他に何かつけ足すことは？【要約】

（患＝患者、衛＝歯科衛生士／参考文献13、14、21より引用改変）

OARSを用いたコミュニケーションを見てみよう

さて、図7と図8は、同じ発言で始まるコミュニケーション例です。図8はOARSを取り入れていますが、図7との差を感じてください。

図7では、患者さんは両価的な状態を自己吟味するための援助を与えられていないばかりでなく、反論を封じられて、1つの方向に押しまくられています。面接中、自分の問題に向き合っておらず、表面的に歯科衛生士の言動に対処することのみに労力を使っています。図7のような応答がまったく駄目というわけではなく、歯科衛生士に依存的でたえずアドバイスを求め続けるような患者さんには有効な場合もありますが、歯科衛生士の言動に反応して抵抗が増加しているような場合には、方法の変更が必要ということになります[13〜15, 21]。

なお、図8中で青字で記載されている「開かれた質問」「聞き返し」などOARSについての詳細は、次ページ図9に示しました。

図9　共感的応答（OARS）のポイント解説

- ●「開かれた質問」とは？
　「はい」「いいえ」で回答できない質問のこと。患者さんのタバコに対する思考や感情を表現してもらうことで、動機づけへのきっかけを作ることになります。たとえば「**タバコについて話していただけますか？**」とか「**タバコを吸うと、どんなよいことがあります？**」などと現状の利点を尋ねてみます。
　開かれた質問を行い、さらに「他には？」との質問をくり返し、タバコに関する利点を十分に聴きます。十分に聴いた後に、反対に「タバコを吸うと心配なのはどういうことでしょう？」「他には？」などと、現状の欠点を尋ねていきます（利点と欠点を聴く順序は逆でもよいです）。
　なお、「他には？」で止めることが**重要**です。「他にはありますか？」と尋ねると、閉じられた質問になって「ありません」という会話の中断を発生させます。

- ●「是認」とは？
　患者さんの思考や感情、行動に対する否定的コメントを控え、**患者さんの言動や行動のなかで少しでも望ましい部分があれば、それを取り上げて評価する（ほめる）**こと。たとえば「今日はよくおいでになりましたね」「長いことがんばってこられたのですね」などの言葉です。

- ●「聞き返し」とは？
　本来の意味を合理的に推測して、相手の言葉をそのまま肯定文（または否定文）の形で返すことで、自分の発した言葉の意味を味わってもらうこと。完全に相手の言葉をオウム返ししてもよいですが、感情的な内容を含んでいる場合は、少し控えめな言葉で返す（控えめに意訳する）ことがより望ましいです（**図10**／意訳の程度は、患者さんの反応を見ながら考えましょう）。
　なお、**図8**の冒頭部分で歯科衛生士は「胃の調子までもよくないんですね？」という質問でなく、「胃の調子もよくないんですね！」というような肯定文（または否定文）で聞き返しを行っています。これは、質問文を避けることで、相手の抵抗を呼び覚ます可能性を減じるためです。
　なお、質問文は受け手に確認作業を要求し、聞かれたことが事実かどうかの自問を促すことになります。この反応は、「自分の発した言葉の意味を味わってもらう」という聞き返しの目的からは微妙に異なります。ゆえに聞き返しをする際は、**文末を上げないで、下げることが大切**です（**図11**参照）。

- ●「要約」とは？
　両価性の状態を明確にするために用います。行動変容が必要な理由とそれを妨げる理由（順序は逆でもよい）を並列に並べ、2つの側面が同時に存在することを強調します。この際、接続詞として「しかし」「でも」などを使わず、「**そして**」「**一方で**」「**同時に**」などを使うことが重要です。「しかし」「でも」は、前に話した言葉を曖昧にして両価性の矛盾も曖昧にする場合と、患者さんが矛盾を指摘されて責められているように感じる場合があり、本来の要約の目的は果たせなくなります（もちろん、「そして」「一方で」「同時に」などを使うとしても、両価性の矛盾を指摘する言動になることは避けます）。矛盾を指摘されたと感じた患者さんは、釈明または矛盾の理由づけを始め、矛盾を実感することからは遠ざかっていきます。
　歯科衛生士は、矛盾に気づかぬポーカーフェイスを装って、患者さんが自己像を映す鏡になる必要があります。この作業は、歯科衛生士が患者さんから1本ずつもらった花を束ねて、花束にして返すことにたとえることができます [13～15, 21]。

図10　感情的内容を含む言動に対する聞き返し

- ● オウム返し
　患　子どもも小学校でタバコの授業があったようで、やめろやめろとうるさいんです。
　衛　お子さんがやめろやめろとうるさいんですね。
　患　うるさいと言っても、もうあきらめましたけどね。

- ● 控えめな表現の意訳
　患　子どもも小学校でタバコの授業があったようで、やめろやめろとうるさいんです。
　衛　お子さんもタバコをやめることを望んでいる。
　患　そうです。優しい子なんです！

（患＝患者、衛＝歯科衛生士／参考文献13、14、21より引用改変）

図11　文末の違いによる印象の違い

「タバコがないと仕事に差し支える？」（文末**上がる**）
「タバコがないと仕事に差し支える！」（文末**下げる**）

「心の底から禁煙を望んでいる？」（文末**上がる**）
「心の底から禁煙を望んでいる！」（文末**下げる**）

つい文末を上げたくなりますが、文末を下げてみるだけで、相手の反応が異なることを試してみましょう。文末を上げると、内容によっては閉じた質問となり、「はい」「いいえ」で会話が中断してしまうことがあります（参考文献13、14、21より引用改変）。

「ソクラテスの質問法」でチェンジトークを引き出そう！

　OARSはMIの基本技術で、これだけでも両価的状態から抜け出せる場合がありますが、行動変容をより促進するために、「ソクラテスの質問法」を応用したMIの技法があります。ソクラテスの質問法とは、認知行動療法でよく用いられる対話術で、情報収集や事実確認のためではなく、**相手に気づきを与えるために行われる質問**を意味します。MIでは、OARSで認知された両価的状態の矛盾をさらに広げ、変化への自信を高めるために、変化の必要性を呼び覚ます質問、懸念の感情を呼び覚ます質問、変化の願望を呼び覚ます質問、変化の自信を呼び覚ます質問が行われます（**図12**）[13〜15, 21]。図12の例文を、患者さんの状況により、そのまま適用できます。

　このソクラテスの質問法の目標は、行動変容に志向する患者さんの言葉であるチェンジトーク（自分が変わりたいとか、こうしたいという発言で、自己動機づけ発言ともいいます）を引き出すことにあります。チェンジトークは、**図13**に示すように4つに区分されます。MIにおいて**チェンジトーク**は、面接の過程がまちがっていないことを示す「**青信号**」（このまま進んでよい）を意味します。

　チェンジトークを引き出したら、そ

図12　矛盾を広げ、変化への自信を高めるためのソクラテスの質問法

1. **変化の必要性を呼び覚ます質問**
   現状が望ましくない客観的理由について検討してもらうための質問。
   例：「このことが問題な点は、どんなことですか？」
   「0（まったく重要でない）〜10（非常に重要）のあいだで、禁煙する重要性は□ということですが、どうして0ではないのですか？」

2. **懸念の感情を呼び覚ます質問**
   現状が悪くないことの主観的理由や懸念について検討してもらうための質問。
   例：「タバコを吸い続けることについて、どんなことが心配ですか？」
   「このまま吸い続けているとして、考えられる最悪の結果は何でしょうね？」

3. **変化の願望を呼び覚ます質問**
   行動変容の希望を増加させるための質問。
   例：「禁煙するとどんな利点があると思いますか？」
   「もし100％成功しうまくいったとすれば、何が変わりますか？」

4. **変化の自信を呼び覚ます質問**
   自己効力感（自分はやれるという気持ち）に焦点を当てる質問。
   例：「もし禁煙すると決心したとして、何があればそれができると思いますか？」
   「0（まったく重要でない）〜10（非常に重要）のあいだで、禁煙できる自信は□ということですが、どうして0ではないのですか？」

（参考文献13、14、21より引用改変）

図13　チェンジトークの例

1. **変化の必要性を表現する言葉**
   例：「最近子どもが生まれて、やはりタバコはよくないかなと」
   「お金もかかりますしね」

2. **懸念の感情を表現する言葉**
   例：「父は心筋梗塞で死んだんですよ」
   「たしかに、何でこんなもの吸い始めちゃったんだろうって思うことがあります」

3. **変化の願望を表現する言葉**
   例：「できることならやめたいと思います」
   「吸っていない人を見て、うらやましいと思うことがあります」

4. **変化の自信や具体的方法を表現する言葉**
   例：「10年前には半年間吸わなかったんです」
   「同僚はニコチンパッチを使ってやめました」

（参考文献13、14、21より引用改変）

図14 チェンジトークを拡大する応答

●患者さんが発したチェンジトーク例
1. 「最近子どもが生まれて、やはりタバコはよくないかなと」
2. 「父は心筋梗塞で死んだんですよ」
3. 「できることならやめたいと思います」
4. 「10年前には半年間吸わなかったんです」

↓ チェンジトークの拡大

●振り返り
1. 「お子さんの健康にもよくないと」
2. 「お父さんは心筋梗塞で亡くなられた」
3. 「よい方法があればやめたい」
4. 「10年前には半年間吸わないでいられた」

●開かれた質問で詳しい説明を求める
1. 「それはどういうことです？」
2. 「他に何か？」
3. 「やめたいと思われる、その他の理由は何でしょう？」
4. 「それはどのようにして？」

●是認、肯定
1. 「たしかにそうですよね」
2. 「そのご心配もごもっともですね」
3. 「それはよい考えだと思います」
4. 「あなたならまたできると思いますよ」

●要約
「お子さんの健康にもよくないと考えておられて、お父さんが心筋梗塞で亡くなられていることもあって、できればやめたいと思われていると。そして、10年前にも半年間やめられた経験がおありだということですね」

（参考文献13、14、21より引用改変）

れを拡大する段階に入ります。チェンジトークに対し、図14のように「振り返り」「開かれた質問で詳しい説明を求める」などの対応を行うことによって、動機の強化を伴うさらなるチェンジトークを引き出すよう努めます。

なお、チェンジトークに対してだけ「振り返り」や「要約」を行っていると、両価的な思考が再度現れて行動変容に否定的な発言を始めることがありますが、その際はまたしばらく「OARS」で行ったような両面性を並列にした要約で返していきます[13〜15, 21]。

図15　抵抗への応答

1. **単純な振り返り**
   患者さんの言葉を中立の形でくり返す。
   患　不安なときはタバコが必要です。
   衛　必要なときはタバコが必要と感じておられる。

2. **増幅した振り返り**
   受診者の言葉を、誇張して極端な言いかたでくり返す。
   患　不安なときはタバコが必要です。
   衛　不安なときはタバコがないと死んでしまうと感じておられる。

3. **二面性を持った振り返り**
   受診者が過去に言った反対の言葉とともにくり返す。
   患　不安なときはタバコが必要です。
   衛　何度もやめようと思いながらも、不安なときにはタバコが必要だと感じておられる。

4. **焦点ずらし**
   難しい問題から、取り組みやすい問題に注意を引きつける。
   患　不安なときはタバコが必要です。
   衛　わかりました。不安への対処は必要ですよね。ただ、まず私たちに必要なのは……

5. **違う視点からの言い換え**
   受診者の挑戦的な意見に、新しい意味や解釈を与える。
   患　不安なときはタバコが必要です。
   衛　必要なものを無理矢理取り上げることはできませんし、しようとは思いませんよ。私のできることは、タバコを吸うか吸わないかを自由に選べるようにするお手伝いだけです。

（患＝患者、衛＝歯科衛生士／参考文献 13、14、21 より引用改変）

患者さんの抵抗への応答法を学ぼう

　禁煙支援を行っていくと、禁煙できない理由を挙げ出したり、歯科衛生士に敵意を示したりというような、患者さんが抵抗を示すことがあります。これは、歯科衛生士からの心理的圧力に対抗する活力の存在を意味します。禁煙支援のなかで抵抗があることは、**歯科衛生士の働きかけに無反応である状態よりも、むしろよい予後を示唆します**から、心配いりません。

　禁煙支援への抵抗は、チェンジトークと同様に歯科衛生士と患者さんの関係性に関連する現象であり、患者さんの問題であるとともに歯科衛生士の技術的問題でもあります。ゆえに歯科衛生士は患者さんの抵抗を増やすことも減らすことができ、治療のスピードや方向性が適切であるかの情報を抵抗の増減から得ることもできます。そういった意味で、**抵抗は面接の「赤信号」**であるといえます[13〜15、21]。

　患者さんの示す抵抗に対しては、言い争い・さえぎり・否定・無視などを避け、図15に示されるような応答をすることで、抵抗を弱め、場合によっては変化への動機に転換することも可能です。「OARS」の振り返りでは、自己探索を促すためにやや控えめな「意訳」を使うことを解説しましたが（図10参照）、抵抗への応答においては、図15の増幅した振り返りに示すように、むしろ**誇張した「意訳」を用いることによって、患者さんの「いや、そこまでは……」というような誇張を訂正する反応を引き出す**といいでしょう[13〜15、21]。

MIを習得しよう　―楽器練習のように教習と実施訓練が必要！―

　MIは、実践の現場で使う技術です。したがって皆さんは、反復して確認し、実際に使えるように練習していくことが大切です。実際にやってみて、患者さんから得られた反応――つまり「こう言えばいいのか」といった手応えをつかめるといいと思います。

　患者さんがまちがった方向に行ったときに、無理やり歯科衛生士が持っていきたい方向に持っていくのではなく、患者さんに寄り添いつつ、本人が本当に行きたい方向を探りながら軌道修正していく援助を行うのがMIです。技術的なことだけができればMIということではありません。

　早速、目の前の患者さんから、MIの技法を思い起こしながらはじめてみましょう！　失敗を恐れなくて結構です。禁煙を試みることと同じで、うまくいかなくても、なにも失うものはありませんから。レッツスタートです！

4 使ってみよう！禁煙支援問診票と禁煙支援症例シート

禁煙支援問診票で患者さんの状況を把握しよう

ここでは78、79ページに掲載した、本書オリジナルの禁煙支援問診票について解説します。

喫煙する患者さんには、まず禁煙の意思にかかわらず、禁煙支援問診票の記入をお願いしましょう。5〜10分あれば記入できるので、待ち時間などをうまく使いましょう。

項目1〜6の意味は？

身体的ニコチン依存度（Fagerström Test for Nicotine Dependence, FTND ☞ 108ページ参照）を判定します。点数を合計して、FTND欄に入れてみましょう。点数により、身体的依存度の程度が把握できます。

一般的に、6点以上の身体的ニコチン依存度が高い場合はニコチン代替療法が必要になることがありますが、そうでない場合は歯科衛生士による禁煙支援での対応が重要になります。

項目7の意味は？

タバコの銘柄とニコチン量を訪ねますが、ニコチン依存症であることから、実は重要な所見ではありません。これは、患者さん自身に自分のニコチン量を確認し自覚させる意図があります。

項目8、9の意味は？

喫煙を開始した年齢と定着した年齢、そしてその本数を確認します。患者さん自身に思いださせ、その経過年数を自覚させる意図があります。

定着年齢と喫煙本数からブリンクマン指数（Brinkman index, BI ☞ 106ページ参照）を計算し、BI欄に記入しましょう。

項目10〜12の意味は？

いままでの禁煙経験と、禁煙経験がある場合はその回数と最長の禁煙期間を確認します。

また、禁煙経験がある場合は、その方法も確認します。

項目13〜22の意味は？

身体的および心理的ニコチン依存度（Tobacco Dependence Screener, TDS ☞ 107ページ参照）を判定します。これは現在、医科で禁煙外来で保険適用を受けようとする場合の診断の条件にもなっていますので、禁煙外来に紹介する際にも、その点数を伝えるといいでしょう。「はい」を1点、「いいえ」を0点として、合計を計算し、TDS欄に記入しましょう。

10点満点で、5点以上の場合、ICD-10診断（☞ 34ページ参照）によるニコチン依存症である可能性が高く、医科での保険適用の要件の1つになります。前述のFTNDとTDSが高い場合は、禁煙外来への紹介も考慮しておきます。

項目23の意味は？

禁煙ステージ（☞ 113ページ参照）を確認します。まったく関心がない無関心期であるのか、すぐに禁煙する予定である準備期であるのかがすぐわかり、そのステージにより対応が異なってきます。

項目24の意味は？

同居する家族の喫煙状況を確認します。今後の禁煙支援でサポートする場合の動機づけの際に参考にすることになります。

項目25〜34の意味は？

加濃式社会的ニコチン依存度（Kano Test for Social Nicotine Dependence, KTSND ☞ 108ページ参照）を判定します。点数を合計し、KTSND欄に記入しましょう。合計30点満点で、点数が高いほど、喫煙の美化、合理化・正当化、喫煙・受動喫煙の害の否定をしていることになります。9点以下が規準範囲で、禁煙支援に伴い変化しますので、この部分だけは適宜評価をくり返し、規準範囲である9点以下をめざします。

なおこの部分は、24とあわせて、非喫煙者、前喫煙者の評価にも使いましょう。

禁煙支援症例シートで、禁煙支援状況を整理・管理しよう

ここでは80、81ページに掲載した、本書オリジナルの禁煙支援症例シートについて解説します。

禁煙支援症例シート・初診面

禁煙支援を開始することになったら、今度は『禁煙支援症例シート』を用いて、情報を整理しましょう。

『上下顎前歯部歯肉のメラニン色素沈着』は、107ページのHedinの方法を参照して、記入しましょう。

『喫煙指数』、『TDS』、『FTND』、『KTSND』、『禁煙ステージ』は、記入した禁煙支援問診票から、そのまま結果を入れてください。

『呼気一酸化炭素濃度』は、装置があれば簡易に測定できます（☞106ページ参照）。

ここまで情報を整理したら、患者さんと相談のうえ、禁煙支援の方向性、暫間的な方針を確認し、可能であれば禁煙開始日を決めます。

禁煙支援症例シート・経過面

禁煙開始後の来院毎には、禁煙支援の予後経過シートを記入しておきましょう。

禁煙補助薬を使用した場合は、その使用状況を確認してください。禁煙継続の場合は、今後3か月間禁煙できる自信度を、おおよその％で確認してください。

再喫煙の場合も、その経過を確認し、今後の禁煙計画を話し合いましょう。

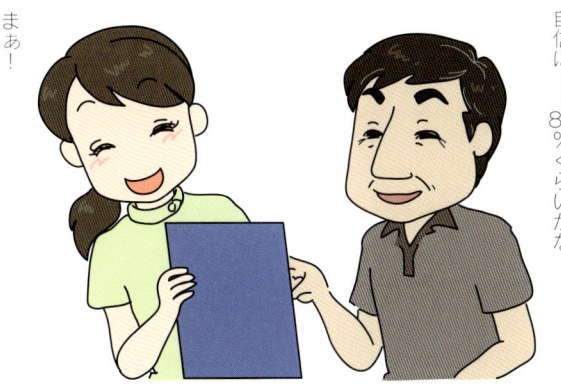

コラム　禁煙と卒煙の判定 [24〜26]

一般的にタバコを止めるには、「禁煙」というがまんのステップを経て、タバコの必要のないタバコから解放された「卒煙」というステージになります。しかし、依然として「禁煙」というがまんの意識を持ちつつやめ続ける人もいれば、再喫煙に戻る人に分かれてきます。一方、がまんの「禁煙」行為を経ずに直接「卒煙」に至る人もいます。この変化は、自己変革（セルフチェンジ）とか、リセット禁煙としてもとらえられています。

「禁煙」も再喫煙も吸いたい気持ちを持っているという点では共通で、それらを持たない「卒煙」が、本来の禁煙支援が目指すべきものではないかと考えます。

臨床上、「禁煙」か「卒煙」かの簡易な判定は次の問診で行います。

まず、「最近、他人のタバコの煙（臭い）は気になりますか？」と質問をしてみましょう。この質問への返答は2パターン考えられます。

①いや、別に気になりませんけど。
②臭くて嫌です！　臭くて吸いたいとは思いません！

①は喫煙を容認する返答で、受動喫煙しながら喫煙欲求を満たしている可能性があり、がまんの「禁煙」と判定します。一方②は喫煙を回避する返答で、「卒煙」と判定します。

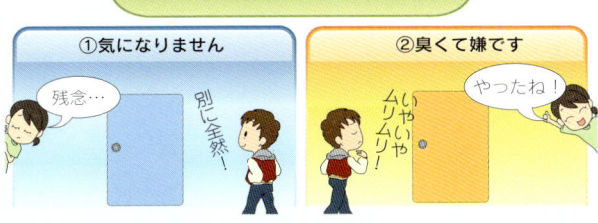

タバコをやめるステップ。目指すべきは、内的行動として吸いたい気持ちのない**卒煙**です。

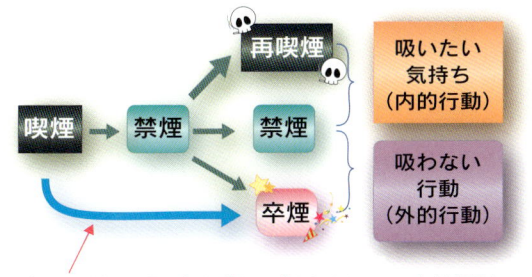

図16　禁煙支援問診票　1面

禁煙支援　問診票

お名前　　　　　　　　様　　記入日　　　年　　月　　日

●あなたの喫煙状況をお尋ねします。ご記入お願いします。

（1）あなたは、朝目覚めてから何分くらいで最初のタバコを吸いますか？
　　　a．5分以内　　b．6～30分　　c．31～60分　　d．61分以後

（2）あなたが映画館や図書館など禁煙と決められている場所にいるとき、タバコを吸うのをがまんすることが難しいと感じますか？
　　　a．はい　　b．いいえ

（3）あなたは1日のなかで、いつ吸うタバコがもっともやめにくいと思いますか？
　　　a．目覚めの1本　　b．それ以外

（4）あなたは1日何本吸いますか？
　　　a．31本以上　　b．21～30本　　c．11～20本　　d．10本以下

（5）他の時間帯より起床後数時間に多く喫煙しますか？
　　　a．はい　　b．いいえ

（6）あなたはかぜで1日中寝ているようなときにもタバコを吸いますか？
　　　a．はい　　b．いいえ

（7）あなたがいつも吸っているタバコの銘柄と表示ニコチン量をお教え下さい。
　　　銘柄：　　　　　　　　　　　　ニコチン量：　　　　mg

（8）はじめてタバコを吸ってみたのは何歳ですか？
　　　　　歳

（9）1日1本以上毎日吸うようになったのは何歳からですか？
　　　　　歳　　　本　現在　　本

（10）1日以上の禁煙した経験はありますか？
　　　a．ある（　　回）　b．ない

（11）最長の禁煙期間はどのくらいですか？
　　　　　年、　　か月、　　日

（12）これまでに試したことのある禁煙方法は？　（○はいくつでも）
　　　a．ニコチンガム　　b．ニコチンパッチ　　c．禁煙外来　　d．のみ薬　　e．その他（　　　）

（13）自分が吸うつもりより、ずっと多くのタバコを吸ってしまうことがありますか？
　　　a．はい　　b．いいえ

（14）禁煙や節煙（本数を減らす）を試みてできなかったことがありますか？
　　　a．はい　　b．いいえ

（15）禁煙や節煙でタバコが欲しくてたまらなくなることがありましたか？
　　　a．はい　　b．いいえ

（16）禁煙や節煙で次のどれかがありましたか？
　　　（イライラ、神経質、落ち着かない、集中しにくい、ゆううつ、頭痛、眠気、胃のむかつき、脈が遅い、手の震え、食欲増進、体重増加）
　　　a．はい　　b．いいえ

（17）上の症状を消すために、またタバコを吸い始めることがありましたか？
　　　a．はい　　b．いいえ

歯科医院記入欄

FTND　　　　　　　　　　　　　　　　BI
(1～6)　　　　　　　　　　　　　　　(8、9)

図17　禁煙支援問診票　2面

(18) 重い病気にかかって、タバコはよくないとわかっているのに吸うことがありましたか？
　　　a．はい　　　b．いいえ

(19) タバコのために健康問題が起きているとわかっていても吸うことがありましたか？
　　　a．はい　　　b．いいえ

(20) タバコのために精神的問題が起きているとわかっていても吸うことがありましたか？
　　　a．はい　　　b．いいえ

(21) 自分はタバコに依存していると感じることがありますか？
　　　a．はい　　　b．いいえ

(22) タバコが吸えないような仕事やつきあいを避けることが何回かありましたか？
　　　a．はい　　　b．いいえ

(23) あなたは禁煙することに関心がありますか？
　　　1．まったく関心がない。
　　　2．禁煙に関心はあるが、今後6か月以内に禁煙しようとは思わない。
　　　3．6か月以内に禁煙しようと考えているが、1か月以内には禁煙する予定はない。
　　　4．この1か月以内に禁煙する予定である。

(24) 同居するご家族で喫煙するかたはいらっしゃいますか？
　　　a．いる（続柄　　　　　　　）　b．いない　　c．一人暮らし

●あなたのタバコに対する意識をお尋ねします。以下の10個の意見について、あなたの気持ちにいちばん近いものをa～dの中で選んでください。

(25) タバコを吸うこと自体が病気である。
　　　a．そう思う　　b．ややそう思う　　c．あまりそう思わない　　d．そう思わない

(26) 喫煙には文化がある。
　　　a．そう思う　　b．ややそう思う　　c．あまりそう思わない　　d．そう思わない

(27) タバコは嗜好品（味や刺激を楽しむ品）である。
　　　a．そう思う　　b．ややそう思う　　c．あまりそう思わない　　d．そう思わない

(28) 喫煙する生活様式も尊重されてよい。
　　　a．そう思う　　b．ややそう思う　　c．あまりそう思わない　　d．そう思わない

(29) 喫煙によって人生が豊かになる人もいる。
　　　a．そう思う　　b．ややそう思う　　c．あまりそう思わない　　d．そう思わない

(30) タバコには効用（からだや精神によい作用）がある。
　　　a．そう思う　　b．ややそう思う　　c．あまりそう思わない　　d．そう思わない

(31) タバコにはストレスを解消する作用がある。
　　　a．そう思う　　b．ややそう思う　　c．あまりそう思わない　　d．そう思わない

(32) タバコは喫煙者の頭の働きを高める。
　　　a．そう思う　　b．ややそう思う　　c．あまりそう思わない　　d．そう思わない

(33) 医者はタバコの害を騒ぎすぎる。
　　　a．そう思う　　b．ややそう思う　　c．あまりそう思わない　　d．そう思わない

(34) 灰皿が置かれている場所は、喫煙できる場所である。
　　　a．そう思う　　b．ややそう思う　　c．あまりそう思わない　　d．そう思わない

質問はここまでです。

歯科医院記入欄
　TDS　　　　　　　　　　　　　　　　　KTSND
　(13～22)　　　　　　　　　　　　　　　(25～34)

図18　禁煙支援症例シート　初診面

禁煙支援症例シート

担当医：　　　　　　　　　　　担当歯科衛生士：

初診日　　　年　　月　　日
禁煙支援開始日　　　年　　月　　日

患者 No	
生年月日	年　月　日生（　　歳）
性　別	□　男　　　　□　女
既往歴	
現病歴	
現在歯数（智歯を除く）	歯
歯周病所見	
上下顎前歯部歯肉の メラニン色素沈着	上顎前歯部　有（　孤立性・連続性　）・　　無 下顎前歯部　有（　孤立性・連続性　）・　　無
歯周病診断	歯肉炎・慢性・侵襲性歯周炎・その他 軽度・中等度・重度
喫煙指数 （ブリンクマン指数）	1日（　　）本 × （　　）年間 ＝
呼気一酸化炭素（CO）濃度	＿＿＿＿＿ppm（非喫煙者 0〜5ppm）
タバコ依存症スクリーニング (Tobacco Dependence Screener, TDS)	＿＿＿＿＿ 「はい」5項目以上でICD-10定義のニコチン依存症
身体的依存度 FTND (Fagerström Test for Nicotine Dependence)	＿＿＿＿＿
心理的依存度 加濃式社会的ニコチン依存度 （KTSND）	＿＿＿＿＿
禁煙ステージ （関心度）	□ 無関心期　□ 前熟考期　□ 熟考期 □ 準備期　　□ 実行期
禁煙支援	□ カウンセリング　□ ニコチンガム □ ニコチンパッチ　禁煙外来へ紹介
禁煙開始	年　　月　　日

図19　禁煙支援症例シート　経過面

禁煙支援　予後経過

_____週間後（　　　年　　　月　　　日）

最後にタバコを吸ったのはいつですか？	（　　）年（　　）月（　　）日（　　）本
この1週間で禁煙補助薬を何日使いましたか？	日
（禁煙継続の場合）今後3か月間禁煙できる自信は何％ありますか？	％
禁煙ステージ（関心度）	□ 無関心期　□ 前熟考期　□ 熟考期 □ 準備期　　□ 実行期
（喫煙再発・継続の場合：今後の禁煙支援の方針）	□ カウンセリング　　備考： □ ニコチンガム □ ニコチンパッチ 　禁煙外来へ紹介

_____週間後（　　　年　　　月　　　日）

最後にタバコを吸ったのはいつですか？	（　　）年（　　）月（　　）日（　　）本
この1週間で禁煙補助薬を何日使いましたか？	日
（禁煙継続の場合）今後3か月間禁煙できる自信は何％ありますか？	％
禁煙ステージ（関心度）	□ 無関心期　□ 前熟考期　□ 熟考期 □ 準備期　　□ 実行期
（喫煙再発・継続の場合：今後の禁煙支援の方針）	□ カウンセリング　　備考： □ ニコチンガム □ ニコチンパッチ 　禁煙外来へ紹介

_____週間後（　　　年　　　月　　　日）

最後にタバコを吸ったのはいつですか？	（　　）年（　　）月（　　）日（　　）本
この1週間で禁煙補助薬を何日使いましたか？	日
（禁煙継続の場合）今後3か月間禁煙できる自信は何％ありますか？	％
禁煙ステージ（関心度）	□ 無関心期　□ 前熟考期　□ 熟考期 □ 準備期　　□ 実行期
（喫煙再発・継続の場合：今後の禁煙支援の方針）	□ カウンセリング　　備考： □ ニコチンガム □ ニコチンパッチ 　禁煙外来へ紹介

5 禁煙外来や医科との連携を円滑に行おう！

いままで禁煙支援を担ってきたのは、保健所、薬局および病院や診療所で、それぞれの施設がそれぞれ独自の介入を行ってきています。たとえば、保健所では集団や個別での脱タバコ教育、薬局では禁煙補助剤OTC薬の販売を通した簡易介入、病院や診療所では各専門分野や禁煙外来での禁煙治療です。また一部の歯科医院や大学病院の歯科でも、独自の禁煙支援を行ってきています。それぞれがうまく禁煙（卒煙）達成となればいいのですが、それぞれの施設単独の介入に終わり、患者さんの背景（ニコチン依存度、禁煙支援の必要度など）に沿った支援にならないこともあって、うまくいかなかった場合ではそれ以上の介入もなく、患者さんはそのまま喫煙を継続することになります。

では、今後はどうすればよいでしょうか？

まず、あなたが本書を参考にして、禁煙支援をはじめます。とはいえ、すべてうまくいけばいいのですが、現実には限界がありますよね。それは当たり前のことなので、次の一手を考えておけばいいのです。キーワードは「チームアプローチ」です！

たとえば、患者さんが心理的依存による禁煙だけではうまくいかず、禁煙のスタートとして身体的依存に対する禁煙補助剤OTC薬（ニコチンパッチやニコチンガム）を希望した場合は、**薬局への紹介**が必要となります。また、患者さんが専門的な禁煙外来での禁煙治療を希望すれば、**病院の禁煙外来や禁煙クリニックを紹介**します＊。

図20 地域での禁煙支援ネットワーク

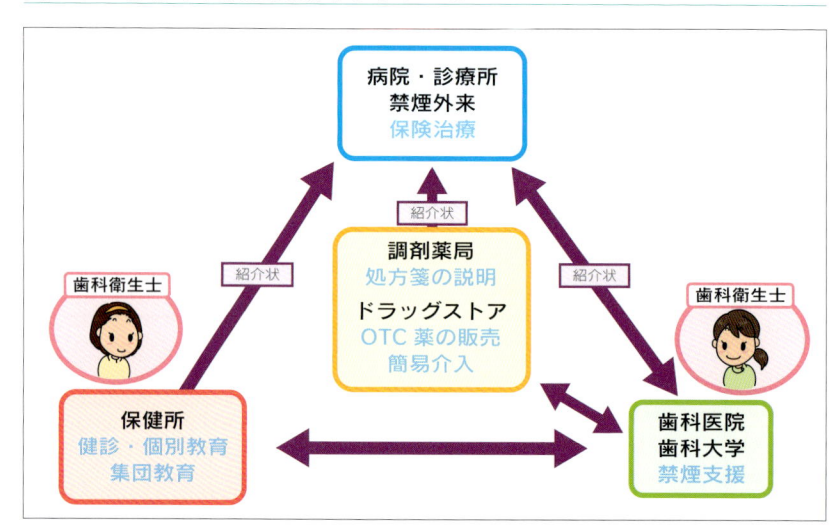

他にも**保健所における禁煙啓発セミナーや健診などに協力・参加**したりして禁煙支援をサポートします。さらに、症例によっては保健所や薬局から禁煙外来への紹介、逆に**薬局や禁煙外来での禁煙後の歯科衛生士による禁煙支援の長期的な継続が重要**になります。

ニコチン代替療法の長期的な評価を行うために、米国マサチューセッツ州の禁煙した成人787名を対象に、2001〜2002年、2003〜2004年、2005〜2006年の3回（3〜5年）にわたって禁煙状況を追跡調査した研究が2012年に報告されました[27]。その結果、禁煙失敗率は、ニコチン代替療法を受けた場合と受けなかった場合でほぼ同じになったようです。これは、ニコチン代替療法によりいったん身体的依存から脱却して禁煙したとしても、心理的依存が解決されていないと、再喫煙してしまうということです。喫煙者はニコチン代替療法を魔法のようなものだと考えがちですが、実際には禁煙後の禁煙をサポートしてくれる者がまわりにいることが重要です。つまり歯科医院に通院する禁煙した患者さんには、卒煙に導き、そして維持する歯科衛生士による禁煙支援が不可欠なのです。

さあ、各地域での薬局、保健所、禁煙外来を確認して、禁煙支援のネットワークを作っておきましょう！

＊日本禁煙学会の「禁煙治療に保険が使える医療機関情報」では、都道府県別に医療機関（2012年1月末で、13,388件）が公開されています。
☞ http://www.nosmoke55.jp/nicotine/clinic.html

ご存じですか？
今までの歯科における禁煙支援が、どれだけ喫煙者を禁煙に導いていたか？

　喫煙に対する禁煙介入研究のメタアナリシスによると、臨床医がタバコに関する簡単な助言を行うと、何もしない場合に比べて禁煙率が1.3倍になり、ニコチン代替療法を行うと、行わない場合に比べて1.7倍禁煙率が上がったと報告されています[1,2,4]。

　ここで、歯科における禁煙支援の効果を検討してみましょう。

　英国の病院内歯周病クリニックの報告[28]によると、98名の喫煙者に歯周病治療と同時に簡単な禁煙指導を行った介入群の1年後の禁煙率は13.3％（歯周治療だけの38名の非介入群：5.3％）で、歯周病治療における禁煙指導の有効性を示しています。さらに英国の54の歯科医院で行った調査[29]では、154名の患者に対し禁煙指導と必要に応じてニコチン代替療法を行ったところ、9か月後には禁煙成功率17名（11％）となったと報告しています。

　国内では、歯科医院に来院した喫煙者に対する禁煙支援介入の効果が検証されています。

　Haniokaらの報告[30]では、35歯科医院797名の喫煙患者（介入群416名、非介入群381名）の質問票から497名（介入群248名、非介入群249名）が解析され、介入6か月後の禁煙率は、介入群12.1％、非介入群4.8％であったと報告されています。またHaniokaらの他の報告[31]では、準備期の喫煙患者を介入群と非介入群とにランダムに割りつけ、介入群には歯科医師と歯科衛生士が通常の歯科治療に加えて0、2、4、8週時、3か月後の計5回の禁煙カウンセリングとニコチン代替療法を行った効果が検証されています。その結果、3、6、12か月後の禁煙率は、それぞれ介入群51.5％、39.4％、36.4％、非介入群13.0％、13.0％、13.0％となり、**歯科医療従事者による禁煙支援とニコチン代替療法を用いた介入が効果的であること**が報告されています（図21）。

　さらに、異なる分野の専門家がいろいろなタイミングと方法で介入を行うと、単一分野だけの介入に比べ、禁煙成功率が2.5倍以上になることも示されています。

　また、臨床医が3分間の簡単な禁煙のアドバイスをすると、何のアドバイスもしない場合に比べて、6か月以上の継続した禁煙率が2％増加すること、同様に10分間の支援にニコチン代替療法を加えると、何も介入しない場合に比べて6か月禁煙率が9％上昇することも報告されています[32]。

図21　日常診療での禁煙支援の重要性

- **2010年における喫煙者数[35]は？**
  男性　1,618万人（20歳以上人口[36] 5,026万人×喫煙率[35] 32.2％）
  女性　455万人（20歳以上人口[36] 5,414万人×喫煙率[35] 8.4％）
  合計　2,073万人
- **その内、禁煙したいと思うもの[35]は？**
  男性　43.6％
  女性　35.9％
  全体　37.6％（779万人）
- **禁煙外来受診者は？**
  2007年の調査[37]では3.6％
  禁煙を望む喫煙者が増えて5％と仮定すると、**104万人**
- **歯科医院や歯科大学などで禁煙支援すべき喫煙者数は？**
  禁煙外来未受診喫煙者　1,969万人
  禁煙外来受診者での脱落者（再喫煙者）31万人
  （数年後の再喫煙は、約30％前後[27]）
  合計2,000万人の喫煙者が、禁煙支援すべき対象者に！
  ※そのうち、37.6％（752万人）は「できれば禁煙したい」という思いを持っています！

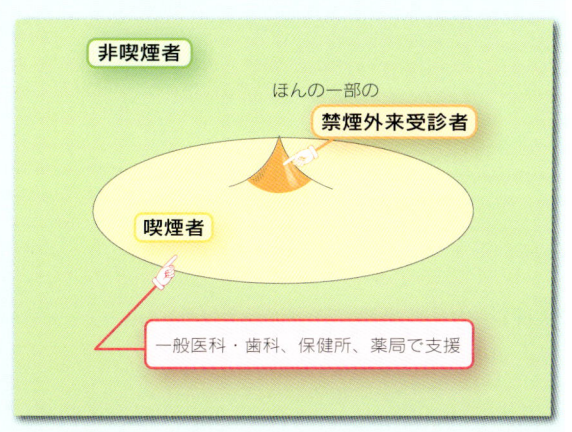

歯科医院での禁煙支援の実際・1
文教通り歯科クリニックでの展開例

文教通り歯科クリニック：宮内里美 * ・三辺正人 **

* 歯科衛生士、** 歯科医師

■ 筆者らが考える歯科医院での禁煙支援

筆者らはこれまで、多くの患者さんの禁煙支援を行ってきました。それらを通じて感じることは、「**禁煙支援開始時の問診に時間をかけ、禁煙の妨げになる要因を見つけることがいちばん重要**」ということです。そしてそれに対する対処法を患者さんとともに考え、禁煙に対する自己効力感が向上してきたことをきっかけに、禁煙外来への紹介や禁煙開始日を設定していくことが大切だと考えています。無理強いすると結果的に失敗してしまう可能性が高いので、**よく話し合い、患者自身に「どうしたいのか」を気づかせることが重要**なのです（MI 的ステップ）。

禁煙は本来、歯周基本治療時に実施することが合理的ですが、現実的には、歯周治療後の禁煙支援の成功率が高いように思われます。患者さんの生活背景をよく知り、信頼関係を築いたうえで禁煙支援を実施することが、その後の患者さんの行動変容に繋がるということを何度も経験しています。

また歯周治療開始から経過を追うごとに症状が改善したことを実感することで、口腔清掃のさらなる習慣化や禁煙などの行動変容に繋がると思います。歯肉メラニン色素沈着の消失や矯正治療による歯列の改善など審美的な満足度が向上することで、モチベーションがより高まることもあります。

患者のモチベーションを良好に保ち、歯周治療や禁煙支援を成功に導くには、限られた診療時間のなかで生活背景（家族、食生活、仕事、体調など）について少しでも時間をとって患者さんと会話し、患者さんの話をよく聴くことが欠かせないと考えています。そうすることで、患者さんの性格や生活背景を把握することができ、コミュニケーションの確立ならびに患者さんとの信頼関係も構築できるようになります（図 22、23）。そしてこれは、将来的に長期にわたる SPT と禁煙の継続につながると考えています。

図 22　筆者らが考える歯科医院での禁煙支援のポイント

医科の禁煙外来を勧めるときは
- 喫煙しながらやめたいと考える患者さんや、ニコチン依存度が高い患者さんに勧める。
- 保険適用の場合、来院回数など条件があることから、仕事や生活環境が落ち着いていて、きちんと通えることができる時期に勧める。
- 禁煙外来に紹介する前に、歯科での禁煙支援も並行して行うことを説明し、計画を立てる。

歯科医院のみで禁煙支援を行うならば
- ニコチン依存度が低めで、自己効力感が高く、歯周治療などで信頼関係が築かれている患者さんに勧める。
- 禁煙支援前に、喫煙に関連する主要な情報をいかに聴き出し、それをその後の指導に結びつけられるかどうかが重要になってくる。
- 情報収集はマニュアル的な問診表のチェックで終わらせるのではなく、患者さんが話しやすい雰囲気をつくり、自然な会話の流れのなかで聴きとっていくことが大切。
- 「今できること」などを患者さんと一緒に考え、提案していき、自分で気づかせることが行動変容・習慣化（継続化）に繋がる。
- 禁煙ステージに応じて、短期で進めるか、長期でアプローチしていくかを判断する。

著者の歯科医院紹介

文教通り歯科クリニック

【禁煙支援導入までの道のり】

　禁煙支援を試行錯誤しながら始めたのは6〜7年ほど前からでした。以前、患者さんにタバコの本数を聞いたときに「医者にも聞かれたことがないのに、なんでそんなこと話さないといけないんだ」と怒って帰ってしまったことがありました。これがきっかけでしばらく患者さんに問診で喫煙について触れることが怖くなり、「禁煙支援は私には無理だな」と感じていました。

　あるとき、高橋裕子先生（奈良女子大学大学院教授）の禁煙についての講義を受ける機会がありました。ニコチンの作用について、禁断症状にはニコチンのレセプターの消失が関わっていること、ニコチンパッチの効果や使用方法など、とてもわかりやすく教えていただき、たくさんの情報を知ることで、もう一度禁煙支援を勧めてみようというきっかけになりました。

　はじめは喫煙についての問診もどう切り出したらいいのかわからず、毎回悩んでいました。1つのことを話すのに1〜2個程度の情報しか持っていなかったこともあり、禁煙支援を進めるにつれ、何か人に勧めるときはアドバイスも含め、「何を質問されても大丈夫なように、1つのことに対して10個くらいの情報を知っておくことが大切だ」と感じていきました。

　その後、みずから禁煙したいという意識のある患者さんを中心に少しずつ禁煙支援を開始し、禁煙が成功することで、禁煙支援に対する自信が少しずつでき、それと同時に患者さんとの信頼関係も、今まで以上に構築できるということを実感しました。

　ここ数年は、患者さんに対して禁煙支援をしよう！と意気込んで向かい合わず、日常生活や健康状態をうかがったりする会話のなかで喫煙について触れるようにしています。自然な会話の流れのなかで禁煙について触れることで、患者さん自身も話しやすい雰囲気になり、コミュニケーションがとれ、結果的に禁煙支援がしやすい環境になるように感じています。

【禁煙支援の実績と課題】

　過去5年間で準備期の喫煙患者に対する禁煙成功率（1年以上の禁煙継続）は約30％です。成功症例自体は20症例くらいです。現在は、行動変容の時期に

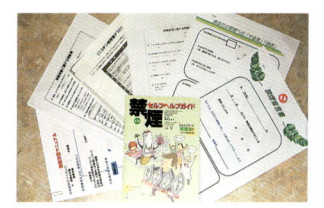

禁煙支援に使用している資料など。左から禁煙支援マニュアル、喫煙状況に関する問診表、ニコチン依存度テスト、喫煙状況に関する問診表、自信・やる気チェック表、禁煙宣言書。中央は、禁煙セルフヘルプガイド第3版（法研）。

合わせて、喫煙者すべての患者さんに禁煙支援をするようにしています。

　とはいえまだまだ禁煙支援を行う体制は整っていないのが現状です。タバコ増税にあたり、世間も禁煙に対する意識が少しずつ高まってきているので、そういう方々のよい手助けとなるように努めたいと思っています。

　今後は、特に全身疾患のリスクが高いといわれる重度歯周病患者に対する医科・歯科での禁煙指導・支援体制を確立（医科での禁煙指導の前後に歯科での禁煙支援を行うことで禁煙成功率を高める）していくことが課題です。（宮内里美）

図23　筆者らが考える禁煙ステージ別アプローチのポイント

● 無関心期

　あまり強く喫煙のことを聴くと嫌になってしまう患者さんもいることから、毎回来院時にタバコの本数と禁煙についての意思を確認する程度にする。

　無関心期といっても、頭のなかでは禁煙に少し興味がある患者さんもいるので、毎回軽く触れるだけでもモチベーションになると考える。そうすることで、ある日突然禁煙された患者さんや、「禁煙しようかな」と言ってくる患者さんもいるので、長期の継続的アプローチが大切である。

● 関心期〜準備期

　積極的に支援する。数か月の単位で徐々に禁煙準備（身近な人に禁煙の意思を伝える・身の回りの整理）をしていくように支援し、禁煙開始日を設定する。

　禁煙開始日は、禁煙を阻害するような大きな問題のない（誕生日や、何かの記念日、月初め、年末年始、長期休暇が取れるときなど、なるべく忘れにくい日付で、飲み会などを避けることができる）時期に、患者さん自身の意思で決めることを勧める。

　患者さんの話を傾聴することで、生活背景や環境・行動・心理状態を把握することができ、患者さん自身も「自分を理解してくれている」という安心感から心を開くことで、結果としてより強い信頼関係を築くことができる。

● 禁煙維持期

　来院時に「1本が命取りになる」ことを伝え、注意を促す。禁煙を一旦達成しても、自力の場合90％、禁煙外来経由でも40〜70％が再発するといわれ、再発すると、再度の禁煙は最初の禁煙より困難を要する。

　禁煙1か月後、3か月後、6か月後、1年後、3年後などが、再発が起こりやすい危険な時期だといわれている。定期健診で来院した際は、この時期を目安に、再発防止のため「禁煙できてよかったこと」などを再確認する。

成功症例①　禁煙支援を通じて健康意識が高まった患者さん

患者さんの概要

初診時は無関心期でしたが、2005年に矯正治療を開始するにあたって、歯周病の予後も考慮し歯科医師より禁煙を提案しました。その後関心期となり、来院のたびに歯科衛生士による禁煙支援を行いました。

禁煙経験はなく、妻にも「禁煙するように」と言われているとのこと。同居している息子さんも喫煙しています。性格はまじめですがユーモアもあり、歯科衛生士の指導に対しても順応性が高い患者さんでした。

氏名（性別）：J・Hさん（男性）
年齢：初診時55歳
初診日：2002年7月
家族構成（赤字は喫煙者）：妻、息子1人
職業：会社役員
主訴：上顎左側の奥歯が痛くて噛めない。
現病歴：某大学附属病院に1年間通院したが、数か月前より特に上顎左側臼歯部に咀嚼障害を伴う強い咬合痛が生じ、口臭も気になるので来院。
既往歴：喫煙、肺気腫、高血糖（境界値）
喫煙歴：22～59歳
喫煙本数：22～25本/日（パックイヤー45）
身体的ニコチン依存度（FTND）：中等度依存6点
禁煙経験：なし
診断：喫煙関連歯周炎（重度広汎型慢性歯周炎を伴う）
リスク：咬合性外傷（ブラキシズム）、喫煙、ストレス
性格：自己管理型

禁煙支援の経過

▼初診時（2002年7月）

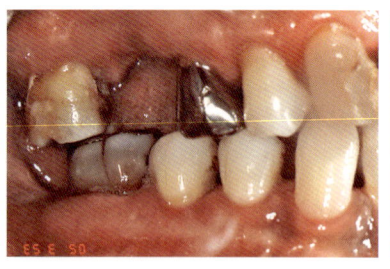

▼禁煙前（2005年6月）

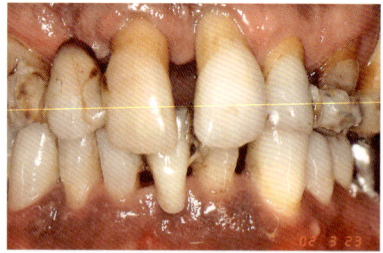

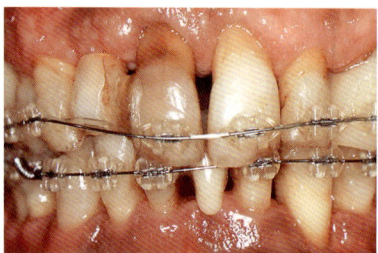

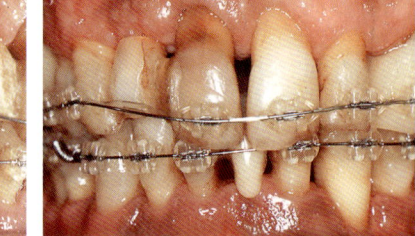

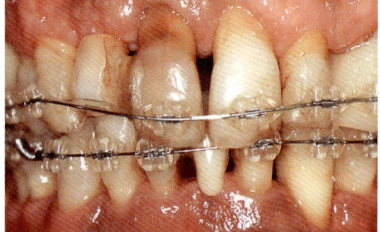

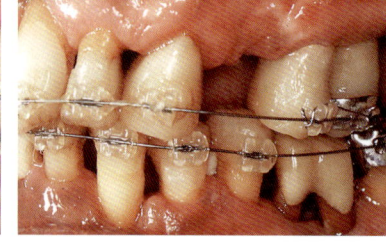

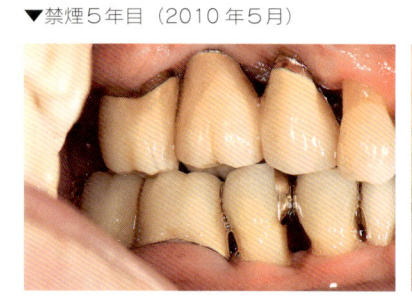

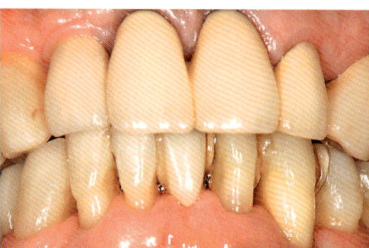

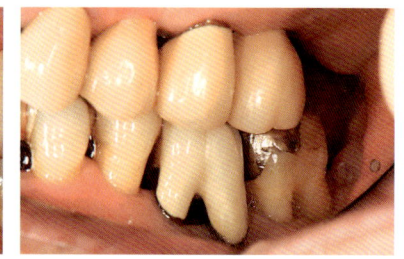

▼禁煙5年目（2010年5月）

第4章　禁煙支援導入マニュアル

日付	禁煙ステージ	患者さんの症状・心情・変化など	1日の本数	禁煙支援内容
2005年3月来院	関心期	今まで禁煙経験はないが、以前に遊び感覚で15本まで減らしたことがある。「禁煙したいとは思うけど、なかなかね……」という感じ。	20～30本	まだ禁煙に対して不安を抱えていて自信がないようだったので、とりあえず15本に減らす目標を立てた。ニコチンパッチも視野に入れていく。
4月2日来院	熟考期	25本→20本に減らせていた。少し禁煙を考え始めてきたようす。	20本	本数を減らす努力ができたことをほめ、次回は15本を目標にがんばってもらう。
4月30日来院	↓	15～20本に減らせていた。家族にタバコをやめるように言われている。自分自身でも健康のためにやめたいと思っているが、意思が弱いことが不安とのこと。	15～20本	タバコがやめられない原因にニコチンによる依存症があることを説明した。誕生日（8月8日）を禁煙開始日に設定することを提案。
5月21日来院	↓	本数は減らすように努力しているが、なかなか15本以下にはできない。まだ決心ができないため、家族にも禁煙宣言していない。	15～20本	努力していることをほめ、家族に誕生日を境に禁煙することを伝えるように促した。
7月1日来院	準備期	家族にも禁煙宣言してきた。誕生日（8月8日）から禁煙することを決意。まだ不安はあるが、がんばってみるとのこと。	15本	禁煙宣言し、禁煙の決意ができたことを賞賛。動機を強化するために再度禁煙したい理由を確認し、事前準備の対策について説明した。
8月5日来院	↓	職場や家族などに禁煙宣言するなど、禁煙に対してやる気がうかがえる。本数も10本に減らしていた。	10本	事前準備の確認。禁断症状への対処法。口腔内をきれいな状態にする。禁煙外来よりニコチネル® パッチ30処方。
8月8日	実行期	禁煙開始	0本	禁煙手帳に日記を書いてもらう。
2011年7月		**現在、禁煙継続中**	0本	

　口腔内写真を比較してみると、禁煙5年が経過し、禁煙による歯肉メラニン色素沈着が消失しているのがわかります。歯周治療と矯正治療により、SPT時には引き締まった薄いピンク色の歯肉になり、審美的にも改善したことがわかります。

　2011年現在、禁煙は継続中で、6年目となりました。ご家族も禁煙をとても喜ばれ、本人もゴルフや運動時に息切れしなくなったことや、食べ物がおいしく感じるようになったことなどを自覚し、禁煙できたことを心から喜んでいます。

　2005年の禁煙直後、患者さんは息子さんにも禁煙を勧め、息子さんも2年半禁煙しましたが、残念ながら息子さんは再喫煙になってしまいました。

症例を振り返って

　最初は禁煙に対して不安が大きく、「できたら禁煙したいが……」という程度でしたが、毎回の来院の際に「意思の確認」と「少しでもできそうな目標」を立て、徐々に禁煙へと気持ちを高めていったことが成功につながったと思います。

　また、歯周治療を通じて患者さんとの信頼関係が確立しており、また矯正治療へ移行するにあたって審美・健康意識も高まったことから、スムーズに禁煙支援を行えたことも大きいと考えています。

成功症例② 禁煙支援を通じて家族全体の信頼を得た症例

患者さんの概要

初診時は無関心期でしたが、2006年に歯周基本治療が終了し、矯正治療へ移行する際、歯周病再発防止と矯正治療のリスク軽減のため、歯科医師より禁煙を提案しました。その後、歯科衛生士による禁煙支援を開始したところ、すぐに準備期になりました。

家族の喫煙者はご主人と次男で、ともにヘビースモーカーです。当時16歳の次男は隠れて喫煙していました。

さっぱりした性格で明るくまじめであり、アドバイスをするとすぐに実行できる自己管理型の患者さんでした。

氏名（性別）：M・Sさん（女性）
年齢：初診時 37 歳
初診日：2005 年 9 月
家族構成（赤字は喫煙者）：夫、息子 2 人（22 歳、20 歳）、娘 1 人（19 歳）
職業：夜間の仕事→パート→会社員
主訴：う蝕および歯周病を治したい。
現病歴：3 年前より咬合痛のため硬いものが噛みにくい。上下顎左側臼歯部と上顎口蓋は歯肉の腫脹をくり返し、歯間部が空いてきて、歯が伸びた感じがする。
既往歴：特になし
喫煙歴：15～38 歳
喫煙本数：25 本／日（パックイヤー 30）
身体的ニコチン依存度（FTND）：重度依存 8 点
禁煙経験：妊娠中のみ
診断：喫煙関連歯周炎（広汎型侵襲性歯周炎を伴う）
リスク：喫煙、歯列不正、歯周病の家族集積
性格：自己管理型

禁煙支援の経過

▼初診時（2005 年 9 月）

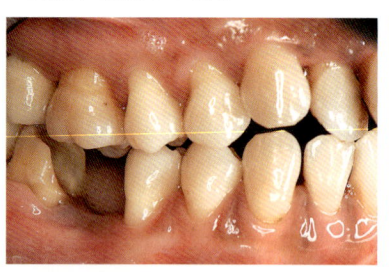

▼禁煙前（2006 年 10 月）

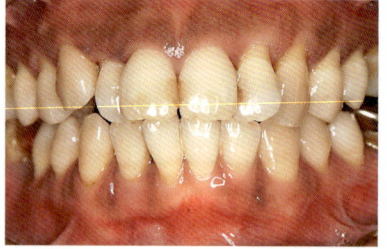

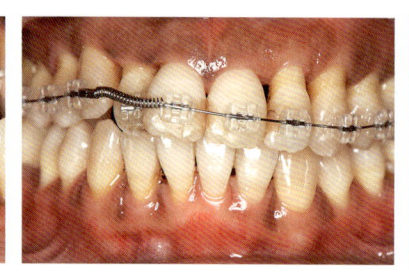

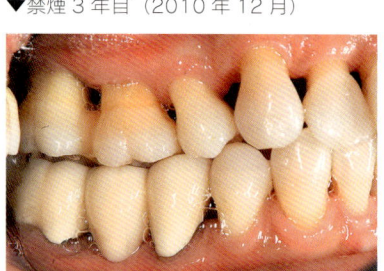

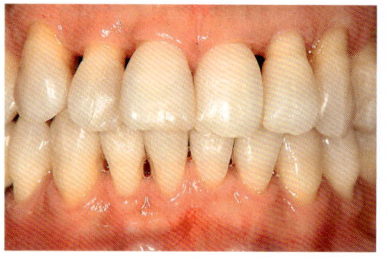

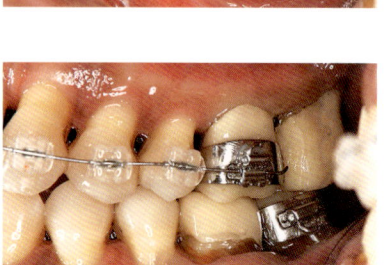

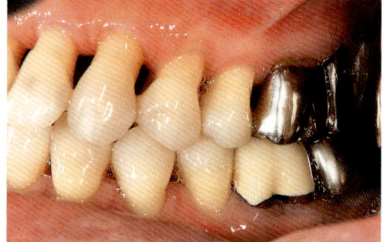

▼禁煙 3 年目（2010 年 12 月）

第4章 禁煙支援導入マニュアル

日付	禁煙ステージ	生活環境・行動変容・症状・心情・変化など	1日の本数	生活改善・禁煙支援内容
2006年9月来院	無関心期	矯正治療を開始。夜中に仕事をしている。昼間は寝ながら30分おきにせんべいなどを食べる（間食は5回程度）。食事は朝夕2回で不規則。砂糖入りのコーヒーも1日3回飲んでいる。	20本	生活が不規則で食生活の乱れが目立ったことから、う蝕リスク軽減のために食事指導を行った。
11月20日来院	関心期	コーヒーの回数は減った。お菓子は相変わらずダラダラ食べてしまう。歯科医師からの説明で、禁煙について前向きに検討しようと考え始めた。	20本	お菓子の買いだめを控えるよう伝える。歯科医師より、喫煙の害と「歯周病原性細菌の一部が減少しないのは喫煙の影響がある」と説明する。
12月18日来院	準備期	妊娠中のみ禁煙していたと話す（気持ち悪くて吸えなかった）。家族に禁煙しろと言われる。子どもから、「顔や歯が汚い」と言われたとのこと。歯周治療のためにも、ニコチンパッチを使って禁煙してみようとのこと。禁煙開始日を覚えやすい2007年1月1日に設定した。	20本	ニコチンの依存性や喫煙と歯周病の関連性などについて説明し、ニコチンパッチを勧めた。禁煙セルフガイドを渡し、禁煙の決意などを書かせた。
2007年1月1日		お正月で家族みんながいて、ご主人が家のなかで吸っているので、自分も吸ってしまった。	20本	－
1月6日	実行期 禁煙開始1日目	ご主人が出勤になったので、本日から禁煙開始。「震えるほど吸いたくてたまらなかった」とのこと。	禁煙外来よりニコチネル®パッチ30処方／14日間	－
1月7日	禁煙2日目	波があるが、「とても吸いたい」。次男に「いつも努力しろと人には言うくせに」と言われ、意地になってやる気になったとのこと。1～2日とてもつらかったので、「無駄にしたくない」という気持ちが強かった。		－
1月8日	禁煙3日目	落ち着いてきた。対処法として禁煙パイポがいちばん効果的だったとのこと。		－
1月9日来院	禁煙4日目	かなり吸いたいが、ご主人が吸っていても大丈夫だった。		この4日間、すごくつらいのにがんばり続けたことをほめ、「今の気持ちを忘れずに、つらくなったらいつでも連絡して」と伝える。
1月22日来院	禁煙16日目	1週間はかなりつらかったが、いまはだいぶ吸いたい気持ちも緩やか。2～3日パッチが切れて貼っていないが、なんとか大丈夫。ご主人のタバコも気にならない。色素がつかなくなったので、歯肉の色もきれいになってきた気がするとのこと。タバコを吸う場所を選ばなくてもよくなったので「楽になった」。		口腔内は歯肉メラニン色素もなくとてもきれい。変化を伝え、禁断症状への対処法など再度伝えた。いつもより出血しやすくなるかもしれないことを伝える。「もう大丈夫」とのことで、次回来院は2か月後に設定。
2010年7月		現在、禁煙継続中	0本	

歯科医師と歯科衛生士双方からの「歯周治療におけるリスク軽減のための禁煙」の忠告と、家族からの喫煙に対する言葉をきっかけに、この患者さんは禁煙に踏み切りました。

喫煙開始年齢が早かったせいか、禁煙後も「吸いたい」という気持ちが長引きましたが、「はじめのつらかった1週間を無駄にしたくない」という患者さん自身の気持ちが、禁煙の成功に結びつきました。

また、禁煙によって歯肉メラニン色素が消失し歯肉の色がきれいになってきたことや、歯に色素が沈着しなくなったこと、さらには矯正治療により歯列が改善されたことで審美的意識も高まり、ホワイトニングを希望されるまでになりました。

＊　＊　＊

この禁煙支援が禁煙の成功に結びついたことで、患者さんとのコミュニケーションが確立し、家族や仕事、食生活について自ら話してくれるようになりました。

初診のころは夜間の仕事が多く、昼間に寝ながらダラダラ食べていたそうですが、歯周治療と禁煙の効果による心境の変化からか、日中のパート勤務を経て今では正社員として働き、規則正しい生活習慣を送っているそうです。患者さん自らの勧めによりお子さん3人も来院し、3人のそれぞれの就職などの悩みについて本人から相談を受けるなど、家族ぐるみのお付き合いとなりました。また、3人とも歯周病家族内感染のスクリーニングテスト（バナペリオ）で陽性反応が検出されたことから、現在3、4か月ごとの定期健診で経過を見ています。

「こんなにきちんと治療してくれる歯科医院は今までなかった。娘もこういう歯科医院で働かせたい」という患者さんの勧めで、長女は2010年4月に歯科衛生士学校に入学しました。

症例を振り返って

患者さん自身、日常的に家族から禁煙を勧められていたこともあり、モチベーションは高かったことから、とてもスムーズに準備期に入り禁煙することができたと思われます。

また、歯周治療を経て信頼関係ができてからの禁煙支援だったということも、成功の要因の1つだと思われます。

この禁煙支援をきっかけして口腔内の審美的意識がさらに高まり、ホワイトニングや子どもたちへの口腔ケア、長女の歯科衛生士学校進学への勧めなど、その後の行動変容につながったことは、本当にすばらしいことだとうれしく思います。

■ 失敗症例　支援不足・準備不足により失敗に終わった症例

患者さんの概要

初診来院時は無関心期で、禁煙はまったく考えていないようすでした。口腔内も大量に付着した歯石上に色素沈着が見られ、歯石を除去しても、次の来院時にはまっ黒に色素が沈着した歯石が付着してくる感じでした。

仕事が常に忙しく、来院が不定期になりやすい患者さんでした。

氏名（性別）：K・Sさん（男性）
年齢：初診時41歳
初診時：2005年11月
家族構成（赤字は喫煙者）：妻
職業：会社員（家でパソコンによる仕事が中心）
主訴：歯が痛くて噛めない。歯がしみる。
現病歴：数年前より歯肉腫脹と疼痛をくり返し、歯の動揺と咬合痛のため咀嚼困難。
既往歴：正常高値高血圧、境界型糖尿病
喫煙歴：20〜47歳
喫煙本数：20本／日（パックイヤー40）
身体的ニコチン依存度（FTND）：重度依存10点
禁煙経験：なし
診断：喫煙関連歯周炎（重度広汎型慢性歯周炎を伴う）
リスク：喫煙、ストレス、咬合性外傷
性格：物静かでまじめな自己管理型。順応性はあるが仕事が常に多忙なため来院が不定期になりやすい。

禁煙支援の経過

▼ 初診時（2005年11月）

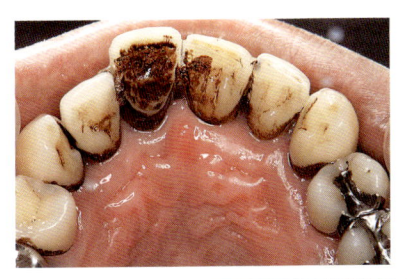

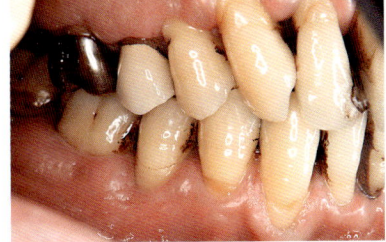

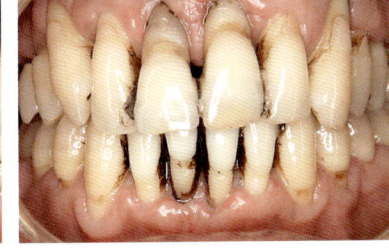

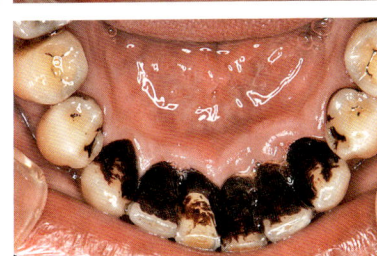

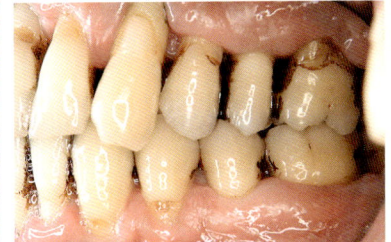

▼ SPT 4.5年時（2011年3月）

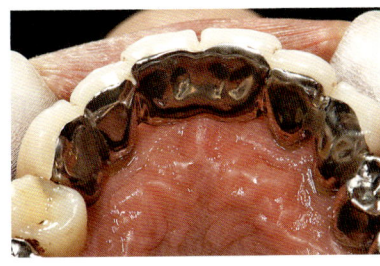

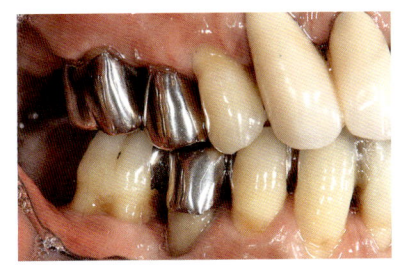

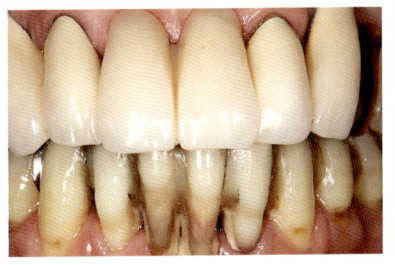

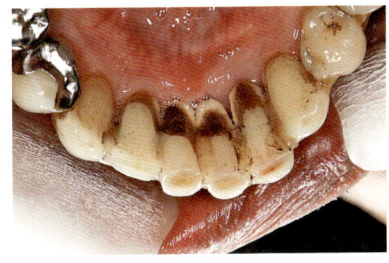

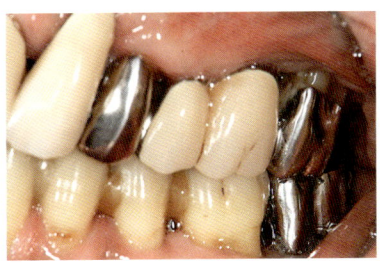

歯科から発信！ あなたにもできる禁煙支援

日付	禁煙ステージ	患者さんの症状・心情・変化など（赤字は支援内容）	1日の本数	支援不足だった点
2010年1月来院	熟考期	タバコの値段が上がったのでやめようと思い始めている（朝が本数多い）。	20本	
4月来院		仕事が忙しく本数が増えてしまった。禁煙を考えている。禁煙外来を紹介。	30本	【反省点】せっかく禁煙へ前向きになっていた時期の来院回数が少なく、支援できていなかった。禁煙外来へ紹介する前に患者さんとともに話し合い、禁煙までのサポートスケジュールを立てるべきだった。
6月来院	準備期	禁煙外来にはまだ行っていない。土日に休みができてから行こうと思っている。タバコはお金がかかるからやめようと思っている。		
9月 禁煙外来受診	実行期	禁煙外来を受診し、1か月間バレニクリンを服用した。		
11月来院	準備期	10月までバレニクリンを服用していたが、仕事が忙しく禁煙外来に通えなかった。今もまだやめたいが、少し吸っている。やめられる気はするとのこと。年内に禁煙外来へ再受診し、年明けに禁煙していけるように支援。	5本	
2011年1月		正月までの1か月間禁煙できた。ジムで運動もしていた。	0本	
3月来院	関心期	4か月ぶりの来院。「禁煙失敗してしまった」。正月明けに仕事に行ってストレスがたまり、「職場の同僚も吸っているので喫煙室でつい……」。周りの人に禁煙宣言していなかった。今は禁煙しようという気持ちが薄くなっている。失敗への対策・助言をする。	20本	ストレスへの対処法不足、事前準備不足（身近な人へ禁煙宣言しておくなど）
5月来院		東京電力に勤めていて、震災の影響でストレス向上。奥さんも再喫煙してしまったとのこと。再度禁煙への気持ちが向上するように、ようすを見て再支援する。	20本	

2010年1月より、タバコの値上がりをきっかけに禁煙を考え始め、歯科衛生士による禁煙支援を開始しました。しかし仕事が忙しく来院が不定期なため、2〜5か月単位での来院による支援となりました。

2010年9月、医科の禁煙外来に受診し、1か月間バレニクリン（チャンピックス®）を服用しましたが、仕事が忙しくて医科を受診できなかったそうです。年末に再チャレンジして一時的に禁煙していたそうですが、2011年の年明けに仕事のストレスで再喫煙したとのこと。現在は禁煙する意思が消失してしまいました。

症例を振り返って

今回の禁煙支援が失敗してしまった要因をいくつかあげると、以下の4点が問題であったと思われます。
①関心期になってきたときにしっかりと問診し、来院頻度などについて事前に禁煙支援スケジュールを患者とともに立てるべきだった。
②仕事に対するストレスが多大なので、禁煙を阻害する要因に対しての対処法が準備不足だった。
③禁煙外来に紹介する前に、医科と歯科の禁煙サポートの連携について説明し、きちんと来院が継続できる時期に禁煙開始日を設定するように提案すべきだった。
④禁煙することを家族や職場の同僚に宣言すること（禁煙宣言）や、身の回りにタバコを連想させるものを置かないなどの準備が不足していた。

＊　＊　＊

現在、患者さんは禁煙に対しての意識が薄れてしまっており、しばらく禁煙は考えられないとのことです。仕事もまだしばらく忙しいようすなので、仕事の状況も考慮しつつ、上記の失敗した要因を再度見直して行こうと考えています。また今後は、来院のたびに禁煙の意思の確認を行って、再度禁煙の意識が高まるように支援していこうと思います。

第4章 禁煙支援導入マニュアル

歯科医院での禁煙支援の実際・2
こが橋本歯科医院での展開例

こが橋本歯科医院：植木良恵 *

*歯科衛生士

筆者らが考える歯科医院での禁煙支援

『禁煙支援』と聞くと、さまざまなツールを準備して、いろいろな禁煙補助薬などをそろえなくてはならないと考えがちですが、筆者の歯科医院での禁煙支援では、ニコチンパッチやガムを使用しないで卒煙（☞77ページ参照）に成功される患者さんもいます。

一連の歯周基本治療が終了し定期的にメインテナンスを行なっていくなかで、患者さんの生活環境を聞き出すことにより、生活背景に基づいた禁煙支援が可能となります。特に筆者らは、患者さんとのコミュニケーションを大切にし、信頼関係が構築できるよう努

めながら、メインテンスへの継続来院と卒煙に向けて日々診療に臨んでいます。

ここでは、治療に来院された患者さんとの禁煙支援に関するコミュニケーション内容を時系列で示しながら、実践例を紹介いたします。

著者の歯科医院紹介
こが橋本歯科医院

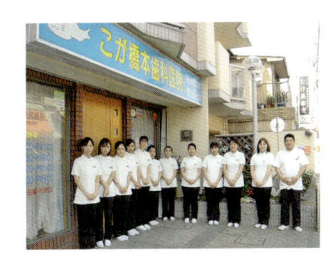

こが橋本歯科医院のスタッフ一同。

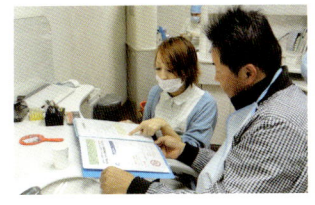

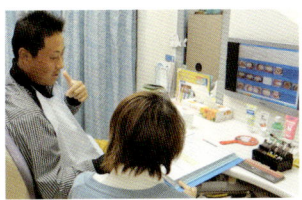

患者さんの話を聞くためには、良好な関係づくりが必要です。メインテナンスを通じて、ソフトに禁煙支援をしています。

【禁煙支援導入までの道のり】

当医院は、2001年3月1日に開院しました。当初はユニット3台、歯科衛生士1名、歯科助手・受付2名のスタッフでスタートしました。2年後の2003年5月に、歯科衛生士の採用も増えてきましたので、歯科衛生士用ユニット1台を増設し、医院を拡張しました。2005年にはISO9001を認証取得し、現在は歯科医師1名、歯科衛生士9名、歯科技工士・受付1名、歯科助手・受付1名の総勢12名でチーム医療に取り組んでいます。

医院外でも、訪問歯科診療や施設での口腔ケア、介護予防教室の開催、ベトナムでの歯科医療ボランティア活動、中学校などでの『防煙授業』、小学校でのブラッシング指導などへ積極的に出掛けて、地域医療に貢献できるよう心掛けています。

開院10年を過ぎ、メインテナンスの患者も増加してきました。メインテナンスに来院される患者さんのなかでも、残念ながら途中で保存不可となってしまって、抜歯をしなければならないことがしばしばあります。そういった患者さんは、やはり喫煙者であることが多く見られま

す。歯科衛生士による定期的なメインテナンスで歯周病の急性発作や齲蝕の予防はできますが、喫煙していると最終的に歯周治療が実現できないことを歯科衛生士とともに感じて来ました。そこで本格的に歯科医院での禁煙支援に取り組むようになりました。

禁煙指導は押しつけてしまうと失敗しやすいので、歯科衛生士がソフトに誘導しています。私たちは、まず患者さんの話を聞くことが禁煙支援のスタート地点だと考えています。そのためには、患者さんとの関係づくりがもっとも大切になります。メインテンスの回数を積んでいくなかで、歯科衛生士らは患者さんとの関係づくりができてきますので、そういった点からも、歯科衛生士は禁煙支援の最適任者と言えます。

【禁煙支援の課題】

今後の課題としては、医科だけではなく歯科でも禁煙支援に対する保険診療の適用が一番であると考えています。

また、歯科医師や歯科衛生士に対する禁煙支援に関する教育も急務であると感じています。

（橋本昌美）

93

禁煙支援の経過（患＝患者、衛＝歯科衛生士）

氏名（性別）：O・Tさん（男性）
年齢：現在37歳
主訴：上顎左側小臼歯部膿瘍形成による疼痛
既往歴：なし
服用薬：なし
喫煙歴：12歳ごろから喫煙開始
喫煙本数：約50本/日
診断：喫煙関連歯周炎（中等度慢性歯周炎を伴う）

＜初診来院時：2009年3月2日＞
○禁煙への意思確認…関心期
○喫煙による歯面への着色が気になるとのこと。
★Tさんの最初の印象は、とても話しやすくフランクな人だな、でした。ゆえにできるだけ筆者も、『あまりきつくなくフランクな感じで禁煙を勧めてみよう』と思いました。

衛　喫煙されているのですね？禁煙しようと思いますか？
患　うーん。禁煙には興味はあるけど。

★22年間も喫煙していたので、禁煙するまでは時間がかかるなと思いました。しかし興味があるならば、『時間をかけて動機を上げて、禁煙する気持ちを強くしていこう』と決めました。また禁煙支援を開始するにあたり、できるだけ強制的にならないように気をつけようと思いました。

＜来院2回目：4月3日＞
○禁煙への自信を上げる。
・整理的・情緒的調整→「物事を大きく考えずに、気軽に禁煙してみましょう」
★2回目来院時は、初診時に聞いていた「歯面への着色が気になる」との話から、喫煙により歯面が着色することを説明しました。

衛　禁煙にはご本人の意思がいちばん大事だと思います。だから、無理に禁煙しろとは言いません。ただ、もし本当に禁煙しようと思ったときに、『歯科衛生士がこんなことも言ってたな』って思ってくれたら、私はうれしいです。禁煙を重く考えないで、『失敗してもいいし、禁煙してみようかな』から始めてみませんか？
患　そうだね。そう言ってもらえるなら。

★このときTさんは、前向きな姿勢になられたと思います。

＜来院3回目：6月8日＞
○動機を上げる。
・口腔内を確認してもらい、歯肉メラニン色素沈着や、歯面への着色はタバコの影響だと説明。
○着色除去後に口腔内確認してもらい、禁煙してみると約束（7月1日から）。

衛　次回白い被せものが入るので、今日はせっかくなので着色を取りましょうか。（除去後）きれいになりましたね。でも喫煙することで、また着色するんですけどね…。
患　わかった。禁煙できるかわからないけど、してみようかな。

★私の気持ちが少しでも伝わったのか、患者さんは最後にはこういってくださいました。

＜来院4回目：6月18日＞
○喫煙状況確認…喫煙本数、変化なし

○障害となるものを解決するための相談。
・障害がどこなのかを患者さん自ら考えてもらう。どうしたらいいのかを一緒に話し合う。→「食事会や飲み会が多く、まわりの人も喫煙するため、やめることが困難である」
・お酒の量を減らしてもらう。ガムなどを持っていく。

★それは何気ない会話からでした。「毎日の夕食は外食をする」と言われていたので、そこから話題を広げました。

衛　じゃあ、禁煙するのは大変ですね。
患　そうなんだよ。食事会や飲み会が多いからね。
衛　うーん。よく言うのは、お酒の量を減らしてみたり、ガムを食べてごまかすとか言いますけど…。
患　自信ないなー。
衛　でも、1度でも試すだけ試してください。だめだったらまた考えましょう。

＜来院5回目：7月22日＞
○禁煙状況確認……失敗
・障害となるものを解決するための相談。→「夏は、会社の人と飲み会が多いから」
・飲み会の自粛は難しいとのこと。
・「夏以降に禁煙するか？」と確認したところ、禁煙への再チャレンジ決意（8月1日から）。

衛　禁煙はどうですか？
患　禁煙できなかったよー。
衛　やっぱりお酒が入ると難しいですか？
患　夏は飲み会が多いからね。
衛　お水やガムの力じゃだめですか。

患　と言うよりも、飲み会自体が多いからね。
衛　でも、禁煙をあきらめようなんて思わないでくださいね！頭の片隅には置いておいてくださいね。
患　わかった。また8月から禁煙してみようかな。

＜来院6回目：8月11日＞
○禁煙状況確認……失敗
・自信を育てる（言語的説得）。→「禁煙は何回も失敗するもの。気持ちさえあれば禁煙できる」と伝える。
・禁煙の障害になるものを一緒に解決する。→「お盆の時期は、親戚などが集まるため、飲む機会も多いので」
・禁煙への再チャレンジ決意（9月1日から）

衛　禁煙はどうでしたか？
患　禁煙できなかったね。
衛　今回も飲み会ですか？
患　うーん。8月1日が土曜日だったんだよね。土曜日は飲み会だから。
衛　あー、土曜日は飲み会だったんですね…。
患　そう、曜日が悪かった。飲み会じゃなければね…。
衛　出だしで失敗しちゃったんですね…。
患　そう、出だしで吸っちゃったから。8月が終われば飲み会も少なくなるから、今度は土曜日から始まらないように、9月1日から禁煙するよ。
衛　わかりました。9月1日は火曜日だし、大丈夫ですね。禁煙は何回失敗してもいいんですよ。1度で成功なんてしないんですから。Tさんが禁煙しようとする気持ちだけで、私はうれしいです。

＜来院7回目：8月28日＞
○動機を上げる。

衛　今日は、白い被せものが入りましたよ。
患　本当だ。銀歯じゃないといいね。
衛　そうですね。やっぱり白いほうがいいですよね。

★口腔内を確認してもらったところ、修復物が入ったことによりTさんの口腔内への関心が高くなったようです。

＜来院8回目＞
○ニコチンパッチ、ニコチンガム、禁煙補助薬の説明→「とりあえず、使用しないでやめたい」とのこと。

衛　たとえばですが、最近はニコチンパッチとかニコチンガムとか、薬とかを使ってやめる方法もあるんですけど……。
患　あー、最近よく聞くよね。
衛　使ってみようとは思わないんですか？
患　今のところ使うつもりはないかな。
衛　今よりも、楽にやめられると思いますけど。
患　でも、使わないでやめれるなら使いたくないかな。

＜来院9回目：9月10日＞
○禁煙状況確認……失敗
・喫煙本数にも変化なし
・「今年中にしたい」と決意

衛　9月になりましたけど、今回はいかがでした？
患　実は…今回も…。
衛　あらら…。何があったんですか？
患　今回は飲み会もなかったし、曜日も大丈夫だったんだけどね。
衛　じゃあ？
患　うーん。急がしすぎたかな。とりあえず、今年中にやめるよ！
衛　わかりました。その言葉、信じてみます。

＜来院10回目：9月14日＞
○禁煙外来の説明→希望せず。
○再度ニコチンパッチ、ニコチンガム、禁煙補助薬の説明→やはり希望せず。

衛　やっぱり、禁煙補助薬を使ってみる気はないんですか？
患　うーん。ないねぇー。
衛　そうですか…。でも、禁煙する気はあるんですよね？
患　それはあるよ。やめるつもりでいるからね。
衛　よかったぁー。安心しました。気長にしていきましょうね。

＜来院11回目：9月24日＞
○禁煙したい意欲が減ってきていたので、自信の強化、動機の強化。
・「禁煙できる自信がない」→再度、『禁煙は1回で成功することは少ない。失敗の数だけ何が悪かったのか気づき、次の成功につながる』ことを説明。

患　禁煙できるのかな？
衛　絶対できるって私は思いますよ。
患　すごい自信だね。
衛　だってあきらめなかったら、絶対できるって、私は思いますもん。だから、あきらめないでください。Tさんがあきらめても、私はあきらめませんけどね。
患　わかった。
衛　失敗には理由があるわけだから、理由を解決したらいいわけです。

<来院12回目：10月5日>
○自信の強化
・口腔内着色除去

患　口腔内をいつもきれいにしてもらってるので、維持したいんだけどね。
衛　私は、いつTさんが禁煙を成功してもいいようにきれいにしてるだけですよ。

<来院13回目：11月6日>
○禁煙への意思確認……準備期
○自信の強化
・口腔内着色除去→「また禁煙してみようかな」
・生理的・情緒的調整→「気軽に、またやってみましょう」

<来院14回目：11月30日>
○喫煙確認……「まだ始めていない」とのこと。
○自信の強化→口腔内着色除去
○歯間ブラシを使用することになった（サイズ：SSS）。

衛　喫煙することによって、歯周病も悪化するんですよ。ニコチンによって血管が細くなって出血しにくいんですけど、歯肉の検査をすると徐々に進行してきてますよ。今すぐに禁煙することが難しいのなら、1つでも歯周病のリスクを減らすために、歯間ブラシを使ってみませんか？
患　なんで？
衛　歯周病は歯のまわりについてる汚れによっても悪くなるわけで…。歯のあいだの汚れがやっぱり多いので、歯のあいだの清掃が大切なんですよね。
患　わかった。禁煙は自信ないけど、とりあえず歯間ブラシは使ってみるよ。

★こんな会話をしたとき、私とTさんとのあいだに、少しでしたが信頼関係が生まれてきていると思いました。素直に歯間ブラシを使用することを決められたときは、私の話をちゃんと聞いて実行に移そうとする姿勢も見られたので、『私も禁煙支援をあきらめてはならない』と再度心に決めました。
★また、禁煙にはやっぱり本人の意思がとても必要だとも感じ、「ニコチンの依存性がすごく強いんだな」と思いました。

<来院15回目：12月8日>
○禁煙への意思確認……準備期
・禁煙が成功してお金が貯まったら、修復物をセラミックスに変えたいと意思表示される。
○口腔内着色除去
○2010年1月1日より禁煙すると約束。

衛　今回は銀歯が入りますよ。
患　今回は白い歯じゃないんだ。
衛　そうですね。保険の範囲では奥歯に白い被せものはいれられないんですよ。
患　そうなのか…。保険外だったら高いんだよね？
衛　そうですね。自費になってしまうので…。
患　禁煙したら、その分お金、浮くよね…。
衛　それはいい考えです。タバコをやめたら一石二鳥ですね。
患　そうだよね。わかった。来年から禁煙するよ。それで白い被せものに全部変えることにする。
衛　その日が楽しみですね。来年から禁煙されるのですよね？お正月ってお酒飲むこと多い気がしますけど、大丈夫ですか？
患　いや、お正月は夏に比べたら外に出ることも減るし、大丈夫だと思うよ。
衛　本当ですか？　じゃあ、来年会うのが楽しみです。

★このように、禁煙が成功する前の最後の会話は、本当に何気ない会話だったかと思います。

<来院16回目：2010年1月8日>
○1月1日より禁煙開始
・環境の変化があった。→「会社内が禁煙になり、仕事中に吸えなくなった」
・食事会、飲み会への参加自粛。
・まわりの人を巻き込んで、禁煙するようにした。

衛 禁煙はいかがですか？
患 今ね、成功してるんだよ！
衛 えっ！ 本当ですか？ すごいじゃないですか！
患 でしょ？
衛 何があったんですか？
患 いやー、会社内でも吸えなくなってね。会社でも禁煙できるし。
衛 あー、もう強制的に禁煙できちゃうわけなんですね。飲み会では？
患 会社の社長も禁煙するって言い出して、巻き込んでみんなで禁煙することにしたんだ。
衛 それはいい考えかたですね。
患 食事会も『行かなきゃいけない』って思ってたけど、実はそんなに行かなくてもよかったらしくて。
衛 なんかすべてが解決したんですね。よかった、よかった。でも本当につらいのはこれからだと思うので、がんばりましょうね。

＜来院17回目：1月15日＞
○実行期
・禁煙中、タバコのかわりに飴、ガムを食べている。
・禁煙1週間程で、自分が喫煙している夢を見た。
○口腔内の着色除去

患 やっぱり、禁煙はつらいねー。
衛 つらいですか？
患 うん。つらい！
衛 でもTさん、がまんできてるじゃないですか。
患 今ね、もう意地にもなってるしね。まわりも吸ってないからさ。
衛 まわりのかたも吸ってないなら、がまんしちゃいますよね。

どうやってごまかしているんですか？
患 飴とガムを食べてるよ。1日でなくなるからね
衛 へぇー。それにしても、食べ過ぎですよ。
患 そうだね。このままだと太るわなー。

＜来院18回目：2月1日＞
○実行期
・禁煙1か月目
・タバコのかわりに飴を食べるようにしている。→飴よりもキシリトール入りのガムを勧める。
・目覚めがよくなったとのこと。

患 最近、朝の目覚めがよくなったんだよ。
衛 へぇー。タバコやめてるからですかね。
患 そうだと思う。
衛 朝、目覚めがいいって、すごく身体にもいいですもんね。まだ飴とかガムをよく食べるんですか？
患 毎日食べてるよ。飴のほうが多いかな。
衛 飴はむし歯の原因にもなるので、キシリトールのガムがオススメですよ。
患 そーなんだ。歯にいいガムってあるの？

★この後、ガムの話をたくさんしました。Tさんは「飴の量を減らして、ガムも選んで買うようにする」とおっしゃってくれました。

＜来院19回目：4月8日＞
○実行期
・禁煙3か月目
・飴、ガムの両方を摂取するようになった。→体重の増加が見られる。

・まわりのかたも禁煙されてるので、がんばっているとのこと。
○歯間ブラシのサイズ変更（SSS→SS）

衛 禁煙はどうですか？
患 飴とガムを食べながらがんばってる。みんなもがんばってるからね。
衛 まわりのかたもすごいですね。
患 みんな、意地になってるからね。
衛 そうなんですか。
患 でも、飴とガムの食べ過ぎか、体重が増えたなぁー。
衛 禁煙すると、『ご飯がおいしくなって体重が増える』って言いますからね。でも禁煙することは、身体にはいいことなんですよ。

＜来院20回目：5月21日＞
○実行期
・禁煙4か月目
・飴、ガムの摂取量が多すぎるため、内科にて糖尿病の恐れありと診断される。→昆布を摂取するようにしている。

患 聞いてよ！ この前内科に行ったら、「飴とガムの食べ過ぎだ」って言われて、「糖尿病になるよ」って言われてさー
衛 えっ？ たしかに食べ過ぎでしたもんね。
患 それで昆布すすめられてね。今は昆布もレパートリーに入れたんだ。

＜来院21回目：7月30日＞
○実行期
・禁煙5か月目

・飴、ガム、昆布の摂取制限

患　だんだんね、飴もガムも昆布も食べないでいられるようになってきたんだ。
衛　それはいいですね。糖分も塩分も取らないわけですから。本当にだんだんタバコに依存しなくなってきたってことじゃないですか。
患　そうなんだよ。でもやっぱり食べちゃうわけなんだけどね。
衛　まぁ、少しずつし減らしていきましょう。

＜来院22回目：9月6日＞
○維持期
・禁煙8か月目
・飴、ガム、昆布の摂取を確認し、制限するよう指示。

衛　食べる量は減りました？
患　うん、ちょっとずつだけどね。
衛　でも、減ってるんですよね？よかった、よかった。また、減らしていきましょう。

＜来院23回目：11月16日＞
○維持期
・禁煙10か月目

・飴、ガム、昆布を摂取せずにいられるようになる。

患　もう食べないでも大丈夫になってきたよ。
衛　すごいですね！　でも、無理はしないでくださいね。
患　うん。ありがとう。

＜来院24回目：12月7日＞
○維持期
・禁煙11か月目
・口腔内の変化を目で確認してもらう。

衛　見てくださいよ！　お口のなかの変化、わかりますか？
患　ん？
衛　歯ぐきの色もぜんぜん違うし、着色もすっかり減りましたよ！　ずっとTさんのお口のなかを見てる私が言ってるんだから、本当に変わったんですよ！
患　たしかにそうだよね。

＜来院25回目：2011年3月29日＞
○維持期
・禁煙1年2か月目
・卒煙1年が過ぎたので、本格的な着色除去を希望される。

＜来院26回目：4月8日＞
○維持期
・禁煙1年3か月目
・口腔内の確認、自信を持ってもらう。

＜来院27回目：5月30日＞
○維持期
・禁煙1年4か月目
・まわりに喫煙者がいてもつらくない。

＜来院28回目：6月30日＞
○維持期
・禁煙1年5か月目
・口腔内の変化の確認
○歯間ブラシのサイズ変更（SS→S）

＜来院29回目：7月28日＞
○維持期
・禁煙1年6か月目
・コーヒーを飲まなくなったことにより、着色量が減った。

＜来院30回目：9月29日＞
○維持期
・禁煙1年8か月目
・ホワイトニング処置に興味を持ち、希望される。
・患者自ら、口腔内への意識が高くなった。

＜来院31回目：10月6日＞
○維持期
・禁煙1年9か月目
・タバコの臭いが嫌いになった。

症例をふり返って

　この患者さんとのおつき合いは、約2年半くらいになります。禁煙支援をするにあたり、お仕事や家族の話、趣味や旅行の話など、本当にさまざまな話をしました。
　禁煙を決意してから、たくさんの困難がありました。職場環境や食事会、飲み会などタバコを吸ってしまいやすい場所へ行くことが多々あるなど、ご自身にとって禁煙はきつくつらいものだったと思います。『どこに障害があり、どこに不安を感じているのか』をいくたびも話しあったからこそ、一緒に分かちあえてこれたかと思います。
　Tさんは来院されるたびに、「また禁煙できなかった」と言われており、私はその度に話を聞き、禁煙をあきらめないように励まし続けて来ました。何度失敗してもいいから、禁煙しようとする気持ちだけはあきらめないでほしかったからです。
　禁煙支援するにあたり、いちばん大事なものは『禁煙しようとする気持ち』だと筆者は思います。そして、その気持ちをあきらめさせないようにする歯科医療従事者の末永い支援も重要だと考えています。

歯科医院外でも禁煙支援やってみよう！ 学校での防煙授業

こが橋本歯科医院：橋本昌美[*]

[*] 歯科医師

なぜ歯科医療従事者が防煙授業？

　歯と口腔の健康づくりを推進する学校歯科医にとって、健康教育の一貫として防煙に取り組むことは、重要な課題であると筆者らは考えています。

　『防煙授業』といえば、従来から肺の比較模型が教育媒体としてよく使われていました。しかし筆者らは、歯や口腔から導入することにより、生徒たちにはより身近に理解しやすくなると考えています。なぜなら手鏡1つあれば、自分自身の歯や口腔内の状況を視覚的に確認できるという利点があるからです。

　近年、若年性の生活習慣病患者の増加や未成年者の薬物乱用などの健康課題は深刻化しており、その対応に迫られています。このような社会状況のなか、『薬物乱用のゲートウェイドラッグ』といわれる喫煙の問題を『健康が見える教材』である歯や口腔の健康教育を通じて学ぶことは、たいへん有意義だと思います。自分自身の身体を題材とすることで、生徒たちにとってわかりやすく、また納得して自分自身の健康を考えることができると考えています。

　なお、自分の将来の職業について現実的に考えるようになる中高生に対して、他職種の看護師や保健師と比較して認知の低い歯科衛生士について、仕事内容ややりがい、そして『魅力ある職業である』ということを紹介できる絶好の機会でもあります。

防煙授業の実際

　筆者らは、おもに中学生を中心に防煙授業を行なっています（**図24**）。この時期は生活習慣が乱れやすく、好奇心や友人からの誘いで喫煙を経験する生徒たちが増加します（次ページ**図25、26**）。また「白い歯」や口臭は、異性との人間関係でも重要なポイントとなってきます。その時期にタバコの正しい知識を理解してもらって、『最初の1本を吸わせないこと』が防煙の決め手となります。歯や口腔への喫煙の影響を視覚的に学ぶことで、その『最初の1本』を防止する動機づけになると考えています（次ページ**図27、表1**）。

　筆者らが行う防煙授業では、スライドを使った講話と、4つのコーナーに分かれてのワークショップ（体験学習やタバコ不思議発見クイズ、喫煙や禁煙に関する生徒が書いた川柳の発表など）の2部構成で行なっています。

　講話（次ページ**図28**）は、医師や保健師、看護師が『タバコが身体に及ぼす影響について』、歯科医師と歯科衛生士が『口腔内への影響について』などをリレートーク形式で行い、話を飽きさせないくふうをしています。

　ワークショップ（次ページ**図29**）では、口腔模型の展示、0.3％と0.5％の濃度別食塩水での味覚チェック、世界のタバコパッケージの展示、呼気中一酸化炭素濃度の測定などを行います（101、102ページ**図30～35**）。

　また授業最後には、生徒から募集した川柳（102ページ**図36**）の優秀者へ卒煙グッズを贈るなども実施しています。

図24　筆者らが行なっている防煙授業のようす（歯科医師による講話）

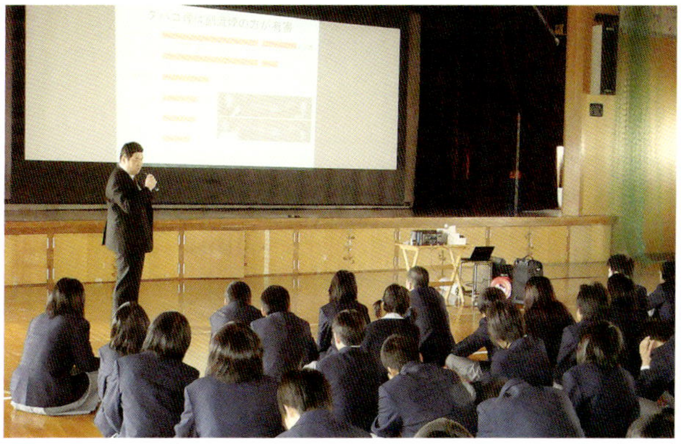

体育館に集まっていただき、スライドを見せながら講話を行なっています。なお写真には写っていませんが、体育館後方にはワークショップの準備がなされています。

歯科から発信！ あなたにもできる禁煙支援

図25　タバコを最初に吸った時期 [33]

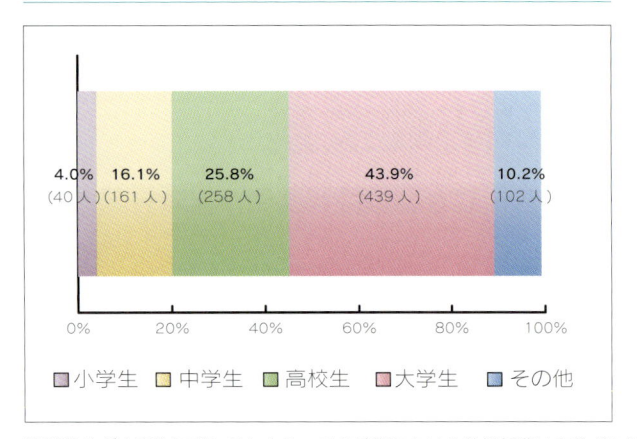

小学生	中学生	高校生	大学生	その他
4.0%（40人）	16.1%（161人）	25.8%（258人）	43.9%（439人）	10.2%（102人）

図26　タバコを最初に吸ったきっかけ [33]

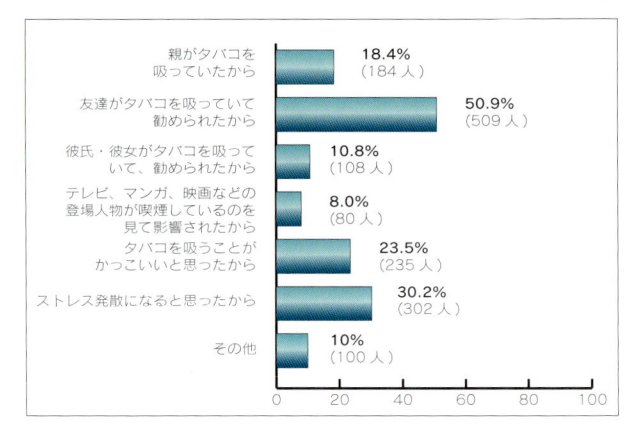

- 親がタバコを吸っていたから：18.4%（184人）
- 友達がタバコを吸っていて勧められたから：50.9%（509人）
- 彼氏・彼女がタバコを吸っていて、勧められたから：10.8%（108人）
- テレビ、マンガ、映画などの登場人物が喫煙しているのを見て影響されたから：8.0%（80人）
- タバコを吸うことがかっこいいと思ったから：23.5%（235人）
- ストレス発散になると思ったから：30.2%（302人）
- その他：10%（100人）

喫煙開始が中高生に多いことから、この時期における防煙授業は有効だと思われます。

図27　禁煙のきっかけになった人（複数回答）[34]

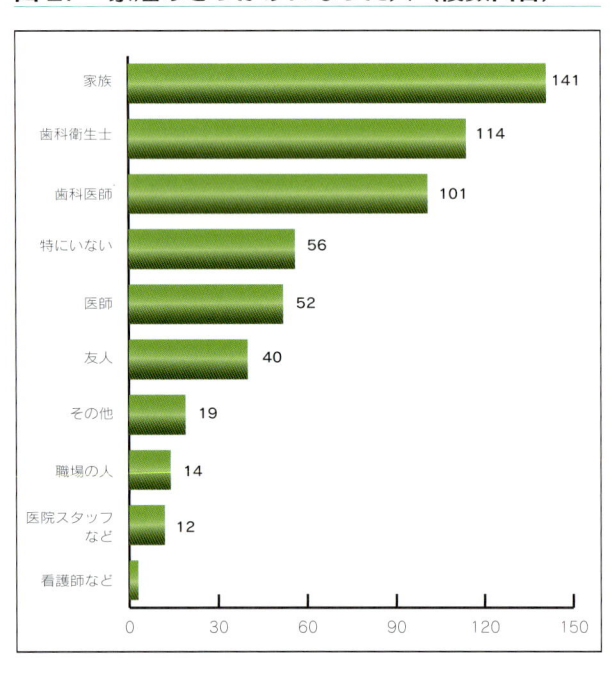

- 家族：141
- 歯科衛生士：114
- 歯科医師：101
- 特にいない：56
- 医師：52
- 友人：40
- その他：19
- 職場の人：14
- 医院スタッフなど：12
- 看護師など：（少数）

表1　とてもよく似ている口腔清掃指導と禁煙支援

	口腔清掃指導	禁煙支援
行動目標	プラークコントロールが、ある一定のレベルできるようになる	禁煙を続けられるようになる
内容 媒体の内容	・多くの場合、従来ある行動を修正する ・プラークの害の説明	・従来ある行動を中止または別の行動に置きかえる ・タバコの害の説明
動機づけに使用する機材	位相差顕微鏡	呼気中CO濃度測定器（スモーカライザー）
状態把握	プラーク染出による評価	呼気中CO濃度測定器（スモーカライザー）
支援方法	・清掃方法などの技術指導 ・カウンセリング	・カウンセリング ・ニコチン代替療法
キャンペーン	6月4日（歯の衛生週間）	5月31日（世界禁煙デー）

図28　防煙授業の内容（講話パート）

- タバコが全身に及ぼす影響
- タバコが口腔領域に及ぼす影響
- 受動喫煙の危険性
- ニコチン依存症について
- タバコのやめかた
- タバコに関する社会的問題

内科医師、看護師、保健師、歯科医師、歯科衛生士がリレートーク形式で盛り上げながら展開しています。

図29　防煙授業の内容（ワークショップパート）

- 味覚チェック（0.3%と0.5%の濃度別食塩水）
- 呼気中一酸化炭素濃度測定
- 口腔内模型などの展示
- 世界各国のタバコやポスターの展示
- 禁煙方法について
- タバコに含まれる有害物質について

手にとって見れる資料や体験できる媒体を用意しています。

第4章 禁煙支援導入マニュアル

図30 喫煙の害について示した各種模型資料

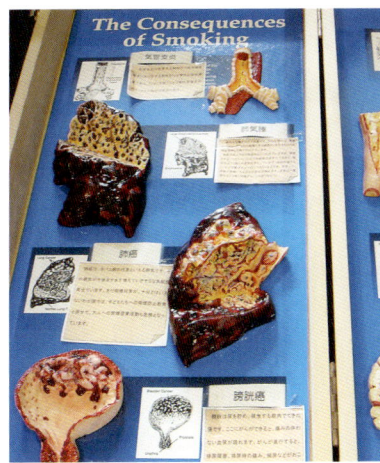

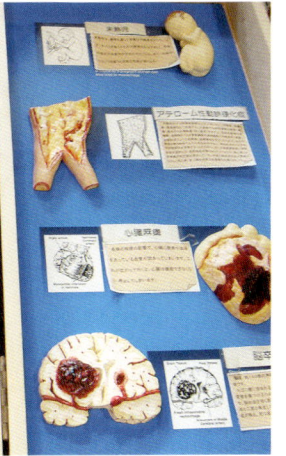

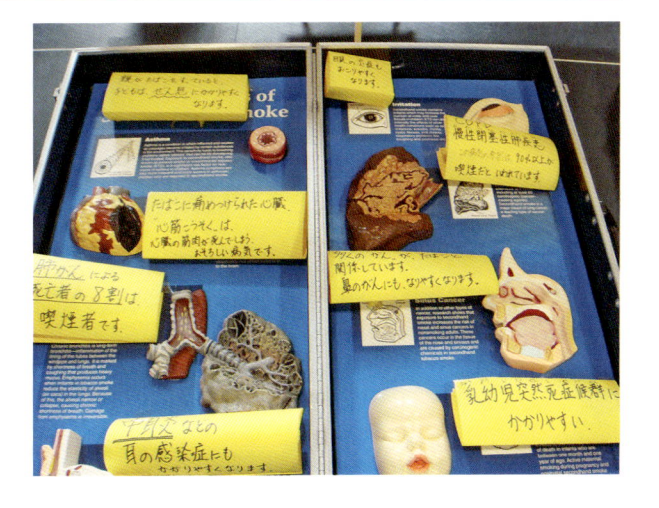

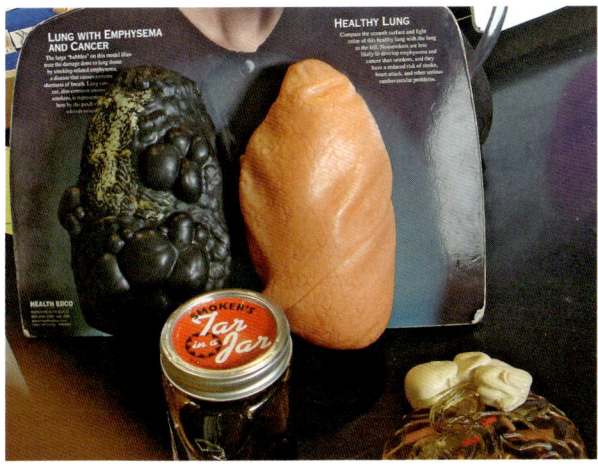

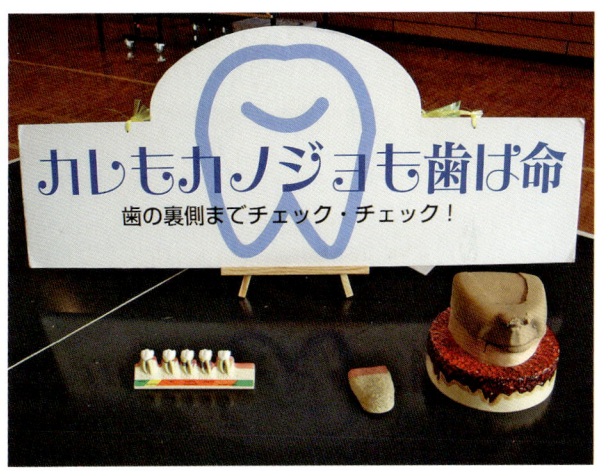

全身に見られる影響についてを示した模型資料の他、歯科ならではの情報として口腔内に生じる影響について示した模型も用意しています（各種媒体についての問い合わせ先：NPO 京都禁煙推進研究会 http://www.tobacco-free.jp/）

図31 味覚チェック

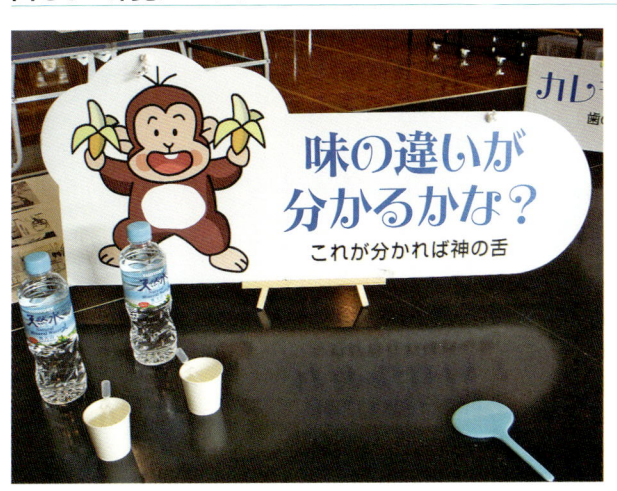

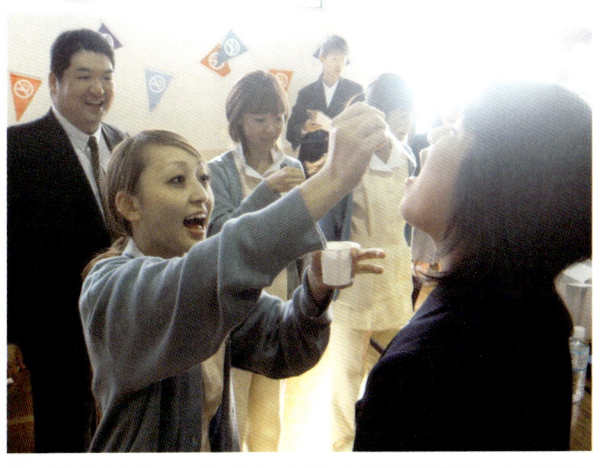

0.3％と0.5％の食塩水をスポイトで口腔内に垂らし、濃度の違いを見分けることができるかチェックします。これにより味覚の繊細さ、大切さを伝えています。これはとても盛り上がります。

歯科から発信！ あなたにもできる禁煙支援

図32　世界各国のタバコパッケージ展示

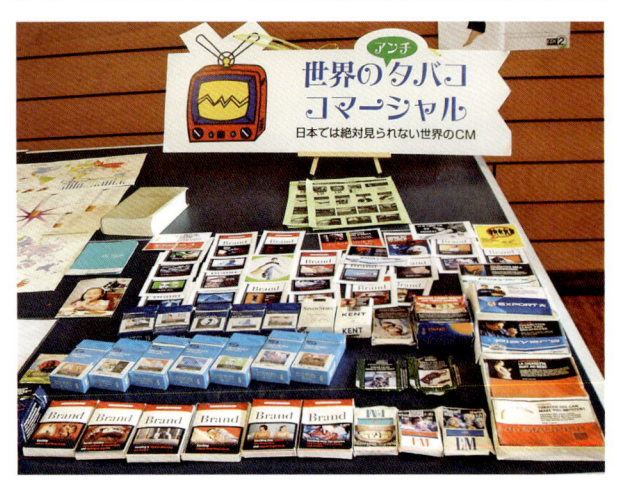

タバコの害について記載されている、世界のタバコパッケージや広告を各種展示しています。

図33　呼気中一酸化炭素濃度の計測

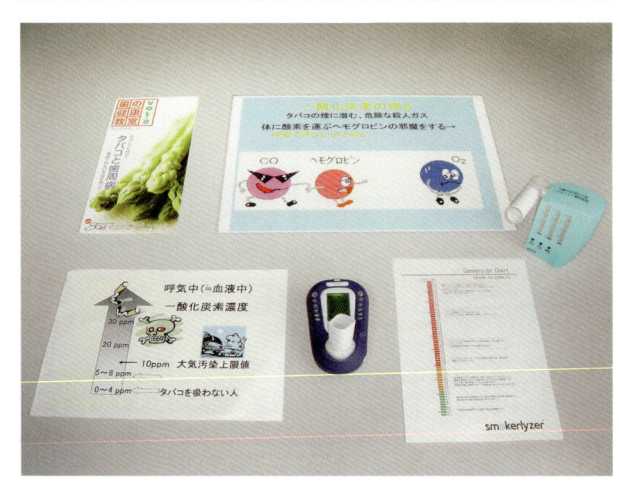

スモーカーライザーとマウスピースも持参し、呼気中一酸化炭素濃度の計測体験も行なっています。

図34　タバコに含まれる有毒物質の紹介

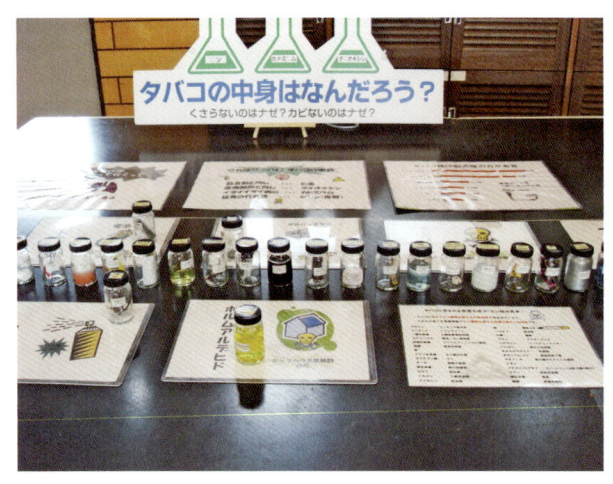

タバコに含まれている有害物質を羅列しています。視覚的訴えることで、どれだけ危険なものが含まれているかイメージしやすくなります。

図35　卒煙グッズの紹介

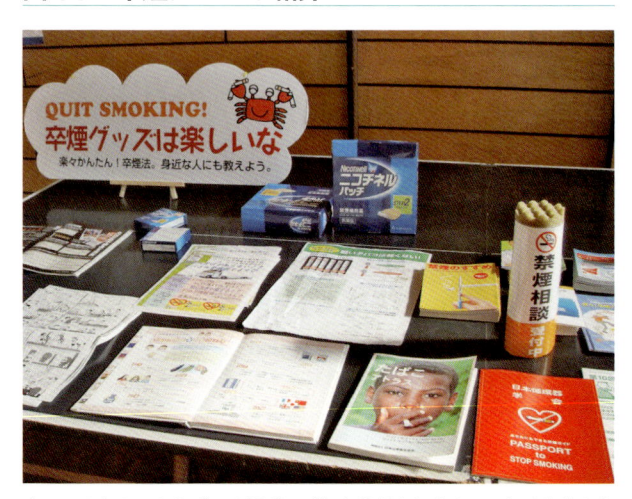

タバコの害のみならず、卒煙グッズも各種紹介します。これは生徒たちに対してではなく、情報を家庭に持ち帰ってもらうことで、喫煙している家族へのメッセージになります。

図36　生徒たちが詠んだ川柳

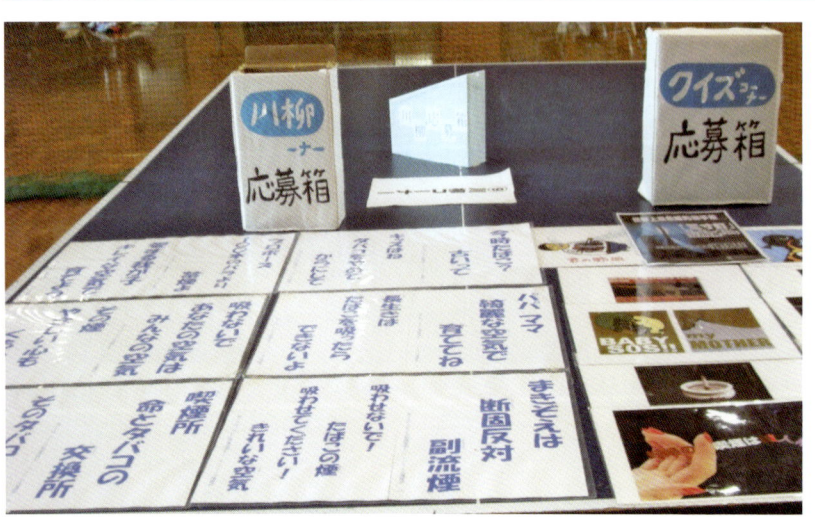

生徒たちが書いた喫煙・禁煙に関する川柳。優秀な川柳を詠んだ生徒には卒煙グッズをプレゼントしています。

図37　中学校での防煙授業で伝えると響きやすいテーマ

1. スポーツと喫煙との関係
   運動をするときに、身体に必要なものは酸素です。タバコの煙のなかには、3大有害物質として、一酸化炭素とニコチン、タールがあります。一酸化炭素は、自動車の排気ガスと同じくらい含まれています。タバコを吸うと、一酸化炭素の作用で酸素の運搬能力が低下し、体力や運動能力、特に持久力の低下が見られます。またニコチンは、心臓の動きを不必要に早くしたり、血管を収縮させて血圧を上げたりします。そのため心臓に余分な負担が絶えずかかり、運動のさまたげとなります。

2. 学習と喫煙の関係
   タバコは頭の働きを鈍くします。喫煙や受動喫煙により全身の血管に収縮が起こり、血流が低下します。特に脳ではその影響が大きく、酸素欠乏状態になります。

3. 食事と喫煙の関係
   タバコを吸うと味覚や嗅覚が損なわれ、食事がおいしく感じられなくなります。

4. お肌と喫煙の関係
   タバコは肌をきれいに保つビタミンCを破壊します。またニコチンの作用で血流が悪くなるため、顔色が悪くなり、肌も乾燥して荒れやすくなります。

5. コミュニケーションと喫煙の関係
   喫煙していると、息が臭くなったり、指や歯が黄色くなったり、歯肉も黒ずんだりします。また髪の毛や服にもその匂いが染みつきます。

6. 女子生徒と喫煙の関係
   将来、妊娠・出産・育児をひかえている女子生徒にとって、タバコによる影響が、特に高くなります。

「中学生がタバコを吸うとどんな影響を及ぼすのでしょうか？」――このような生徒たちにとって身近なことを取り上げるとよいでしょう。

中学生に響く防煙授業のポイント

中学生らにとって『白い歯』は関心が高いわりに、タバコと口腔の関係はあまり知られていません。ゆえに学校歯科医が、他職種と連携して防煙授業に取り組むことは有効でしょう。特に生徒と年代の近い歯科衛生士からのアドバイスは、非常に良好であると考えています。

防煙授業では、『喫煙は成人になってから』という法的なことはもとより、身体の発育途上である未成年が喫煙することで身体に多大な悪影響を及ぼすことを、正しく伝えることが求められます。その際は、前述のとおり『生徒たちが自分自身の健康を考える』ことが大切なので、彼らの関心に合致した内容にうまく合わせながら伝えることがポイントとなります（図37、38）。

また、受動喫煙による中高生の歯肉への影響についても伝えるようにしています。近年、親や家族から、または職場の受動喫煙により、子どもの歯肉メラニン色素沈着が増強されたり、歯周病のリスクが高くなることが示されています。ゆえに防煙指導では手鏡を用いて自分自身の歯や口腔内を見てもらうことで、受動喫煙の実態を理解することができるでしょう。特にこれは家庭に持ち帰ることのできる情報であり、親の禁煙に結びつけられるようにできたらと、筆者らは考えています。

なお、第3章に掲載されているように、歯肉メラニン色素沈着がすべて喫煙や受動喫煙によるものでないことも、しっかり伝えています。

図38　関心を持ちやすい＆理解しやすいリーフレット

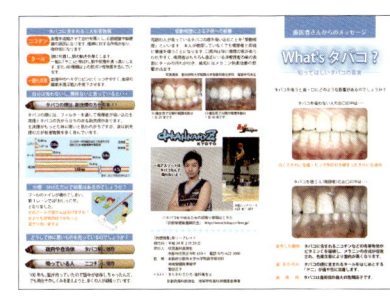

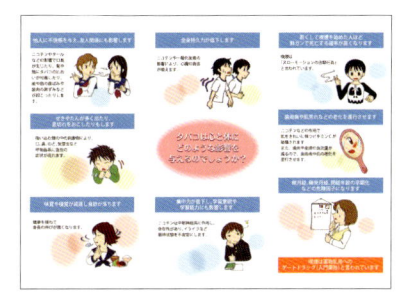

京都府歯科医師会伏見支部にて制作した中学生向け防煙リーフレット。図37に記載した内容の他、中学生に理解しやすい表現でさまざまな情報を提供しています。

参考文献

1. 日本禁煙学会．禁煙学．第2版．東京：南山堂，2010．
2. 藤原久義，阿彦忠之，飯田真美，加治正行，木下勝之，高野照夫，高橋裕子，竹下彰，土居義典，友池仁暢，中澤 誠，永井厚志，埴岡 隆，平野 隆，伊藤隆之，小川久雄，望月友美子，吉澤信夫，川上雅彦，川根博司，神山由香理，柴田敏之，薗 潤，坪井正博，中田ゆり，中村正和，中村 靖，松村敬久，大和 浩，島本和明，代田浩之，日本口腔衛生学会，日本口腔外科学会，日本公衆衛生学会，日本呼吸器学会，日本産婦人科学会，日本循環器学会．循環器病の診断と治療に関するガイドライン（2003-2004年度合同研究班報告）．禁煙ガイドライン．Circ J 2005;69(Suppl. IV):1005-1103.
3. Kawakami N, Takatsuka N, Inaba S, Shimizu H. Development of a screening questionnaire for tobacco/nicotine dependence according to ICD-10, DSM-III-R, and DSM-IV. Addict Behav 1999;24(2):155-166.
4. U. S. Department of Health and Human Services. Treating tobacco use and dependence: 2008 Update. http://www.ncbi.nlm.nih.gov/books/NBK12193/ （2011年8月18日アクセス）
5. 神奈川県内科医学会．禁煙医療のための基礎知識．第1版．東京：中和印刷，2006．
6. Ho-Yen DO, Spence VA, Moody JP, Walker WF. Why smoke fewer cigarettes? Br Med J 1982;284(6333):1905-1907.
7. Yoshii C, Kano M, Isomura T, Kunitomo F, Aizawa M, Harada H, Haradam S, Kawanami Y, Kido M. Innovative questionnaire examining psychological nicotine dependence, "The Kano Test for Social Nicotine Dependence (KTSND)". J UOEH 2006;1;28(1):45-55.
8. 稲垣幸司，野口俊英，大橋真弓，細井延行，森田一三，中垣晴男，植岡 隆氏，栗岡成人，遠藤 明，大谷哲也，磯村 毅，吉井千春，加濃正人．妊婦の口腔衛生．喫煙および受動喫煙に対する意識と社会的ニコチン依存度．禁煙会誌 2008;3(6):120-129.
9. Otani T, Yoshii C, Kano M, Kitada M, Inagaki K, Kurioka N, Isomura T, Hara M, Okubo Y, Koyama H. Validity and reliability of Kano Test for Social Nicotine Dependence. Ann Epidemiol 2009;19(11):815-822.
10. 岩井香保里，稲垣幸司，長谷川純代，岡本敬予，佐藤厚子，後藤君江，山田和代，原山裕子，上田祐子，高阪利美，向井正視，野口俊英．歯科医療系学部学生の喫煙状況と喫煙に対する意識に関する研究．日衛学誌 2010;5(1):67-78.
11. 佐藤恵子，稲垣幸司，長谷川純代，岡本敬予，佐藤厚子，後藤君江，山田和代，原山裕子，高阪利美，向井正視，野口俊英，妊婦の口腔，喫煙，受動喫煙の状況とその意識および脱タバコ講義の効果に関する研究．日衛学誌 2011;6(1):43-53.
12. Huang B, Inagaki K, Yoshii C, Kano M, Abbott PV, Noguchi T, Takahashi K, Bessho K. Social nicotine dependence in Australian dental undergraduate students. Int Dent J 2011;61(3):152-156.
13. Miller WR, Rollnick S. Motivational Interviewing. Preparing People for Change. 2nd ed. New York: Guiford Press, 2002.
14. ウィリアム・R・ミラー，ステファン・ロルニック，松島義博，後藤 恵（訳）．動機づけ面接法．基礎・実践編．第1版．東京：星和書店，2007．
15. The Mid-Atlantic Addiction Technology Transfer Center: Motivational interviewing. http://www.motivationalinterview.org/ （2012年1月2日アクセス）
16. Miller WR, Rollnick S. Ten things that motivational interviewing is not. Behav Cogn Psychother 2009;37(2):129-140.
17. Lai DTC, Cahill K, Qin Y, Tang JL. Motivational interviewing for smoking cessation. Cochrane Database Syst Rev, CD006936, 2010.
18. American Psychiatric Association. Practice Guideline for the Treatment of Patients with Substance Use Disorders. 2nd Edition. In: Practice Guidelines for the Treatment of Psychiatric Disorders: Compendium 2006. Arlington: APA, 2006;291-563.
19. Agency for Healthcare Research and Quality (AHRQ): Treating tobacco use and dependence, 2008 Update. In: AHCPR Supported Clinical Practice Guidelines, Rockville, 2008; Chapter 18. http://www.ncbi.nlm.nih.gov/bookshelf/br.fcgi?book=hsahcpr （2012年1月2日アクセス）
20. Ramseier CA, Delwyn C, Krigel S, Bagramian R. Motivational interviewing. In: Lindhe J, Lang NP, Karring T (eds). Clinical Periodontology and Implant Dentistry. 5th ed. Copenhagen, Munksgaard, 2008:695-704.
21. 神奈川県内科医学会．禁煙医療のための基礎知識．第1版暫定版．東京：中和印刷，2008:23-31．(http://kienirryo.cocolog-nifty.com/blog/2008/06/post_54da.html 2012年1月2日アクセス)
22. 原井宏明．動機づけ面接とは．http://harai.main.jp/koudou/koudou3.html （2012年1月2日アクセス）
23. 加濃正人，磯村毅，稲垣幸司，栗岡成人，黒澤一，瀬在泉，吉井千春，吉見逸郎，原井宏明．禁煙指導者研修における動機づけ面接法の「2つのやり方エクササイズ」の有用性について．禁煙会誌 2010;5(3):79-89.
24. 国友史雄．終煙誘導法．http://shooen.org/profile1/ （2011年4月2日アクセス）
25. 磯村毅．リセット禁煙のすすめ．第1版．東京：東京六法出版社，2004．
26. 磯村毅．「リセット禁煙」による心理的ニコチン依存へのアプローチ．治療 2005;87:1947-1951.
27. Alpert HR, Connolly GN, Biener L. A prospective cohort study challenging the effectiveness of population-based medical intervention for smoking cessation. Tob Control 2012 Jan 10. (Online First).
28. Macgregor ID. Efficacy of dental health advice as an aid to reducing cigarette smoking. Br Dent J 1996;180(8):292-296.
29. Smith SE, Warnakulasuriya KA, Feyerabend C, Belcher M, Cooper DJ, Johnson NW. A smoking cessation programme conducted through dental practices in the UK. Br Dent J 1998;185(6):299-303.
30. Hanioka T, Ojima M, Hamajima N, Naito M. Patient feedback as a motivating force to quit smoking. Community Dent Oral Epidemiol 2007;35(4):310-317.
31. Hanioka T, Ojima M, Tanaka H, Naito M, Hamajima N, Matsuse R. Intensive smoking-cessation intervention in the dental setting. J Dent Res 2010;89(1):66-70.
32. DiClemente CC, Prochaska JO, Fairhurst SK, Velicer WF, Velasquez MM, Rossi JS. The process of smoking cessation: an analysis of precontemplation, contemplation, and preparation stages of change. J Consult Clin Psychol 1991;59(2):295-304.
33. ファイザー株式会社．20代喫煙者のニコチン依存度チェック．http://www.pfizer.co.jp/pfizer/company/press/2010/documents/100107.pdf （2012年2月7日アクセス）
34. 金尾好章，杉山精一，髙木景子，渡辺勝．歯科診療所における禁煙支援の実態調査報告（2006年5月） http://www.healthcare.gr.jp/asso/nosmoke-new.pdf （2012年2月7日アクセス）
35. 厚生労働省：平成22年国民健康・栄養調査結果の概要．http://www.mhlw.go.jp/stf/houdou/2r98520000020qbb-att/2r98520000021c19.pdf （2012年2月1日アクセス）
36. 総務省 統計局：2010年国勢調査 全国結果．http://www.e-stat.go.jp/SG1/estat/List.do?bid=000001034991&cycode=0 （2012年2月1日アクセス）
37. ノバルティス ファーマ株式会社：ニコチン依存症の保険適用後1年間の喫煙・禁煙事情．http://www.novartis.co.jp/news/2007/pdf/pr20070522_02.pdf （2012年2月1日アクセス）

5

禁煙支援・専門用語辞典

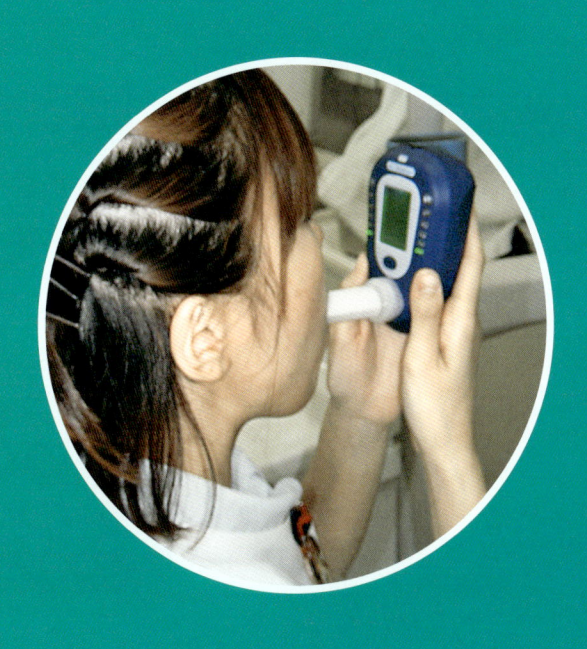

1 喫煙状況や依存度に関する用語

喫煙指数（ブリンクマン指数／パックイヤー）

　喫煙が人体に与える影響は、それまでに吸い込んだタバコの煙の総量と密接に関係します。

　ブリンクマン指数（Brinkman index）とは、1日あたりの平均喫煙本数と喫煙年数をかけあわせたものです。たとえば1日1箱（20本）のペースで20年吸い続けた場合のブリンクマン指数は、20（本）×20（年）＝400になります。ブリンクマン指数200以上は、医科における禁煙治療の一要件となっています。ブリンクマン指数400を超えると肺がんの、1,200を超えると喉頭がんのリスクが高くなります。

　一方パックイヤーは、1日に何箱のタバコを何年間吸い続けたかをかけ合わせて計算します（パックイヤー＝（1日の喫煙本数／20）×（喫煙年数））。たとえば1パックイヤーは、1日1箱を1年、または2箱を半年吸った量に相当します。

　なお、たとえ数値が高くても、タバコをすぐにやめるとこれ以上数値は上がらないこと、ゆえにあきらめないことを伝えましょう。

呼気一酸化炭素（CO）濃度

　一酸化炭素（CO）は、赤血球中のヘモグロビンと結合しCO-Hb（一酸化炭素ヘモグロビン）として血中に存在し、全身に運ばれ、その後肺から排出されます。肺から吸い込まれた酸素はヘモグロビンと結びついて赤血球によって全身に運ばれますが、COは酸素に比べ200倍以上もヘモグロビンと結合しやすいため、COによりヘモグロビンと酸素の結合が妨げられ、赤血球の酸素運搬能力が低下します。そのため一種の酸欠状態を生じることになります。血液中の一酸化炭素ヘモグロビンの半減期は3～4時間です。

　呼気CO濃度は、測定装置で1分程で簡単に計測できます（**図1**）。非喫煙者の呼気CO濃度は、0～5ppm程度です。1日に吸うタバコの本数と呼気CO濃度は相関し[1]、喫煙の程度により10～30ppm程度になります。これは、たとえば大気汚染の上限値が10ppmなので、交通量の多い交差点にいる状態といえます。

図1　呼気一酸化炭素（CO）濃度測定のながれ

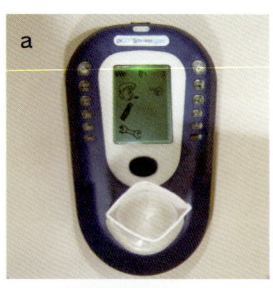

a 呼気CO濃度測定装置。スモーカーライザーMICROやピコプラススモーカーライザー（旧機種：マイクロスモーカーライザー）（Bedfont社製／取扱：原田産業 http://www.haradacorp.co.jp/）で測定します。

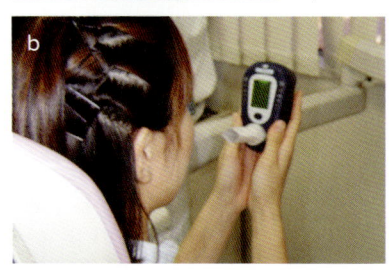

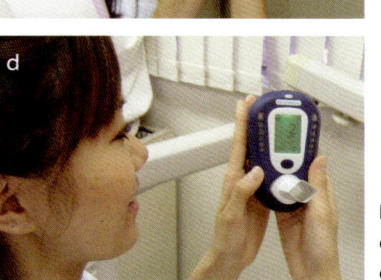

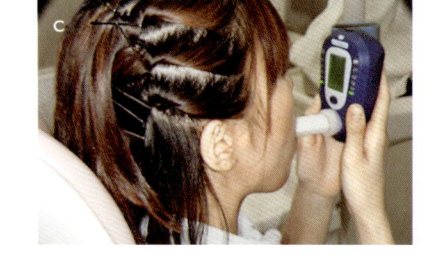

b 息を吸って、15秒間、息を止めます。
c 15秒後、息をゆっくり吐ききります。
d CO濃度が表示されます。

上下顎前歯部歯肉メラニン色素沈着状況の把握

上下顎前歯部歯肉メラニン色素沈着を、Hedinの方法[2]に準じて、
・メラニン色素沈着の有無
・（ありの場合は）孤立性か連続性
を確認します（図2）。

図2のように、孤立性から連続性に移行します。

図2　Hedinの方法による歯肉メラニン色素沈着状況

孤立性　　　連続性

13歳時　　　22歳時

図3　Hedinによる上下顎前歯部歯肉のメラニン色素沈着判定。写真は同一症例です。13歳時は孤立性でしたが、受動喫煙を受け続けることで、22歳時では連続性に移行しています。

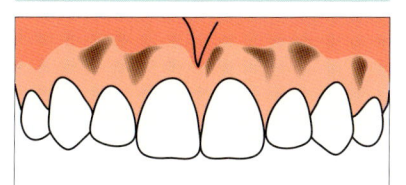

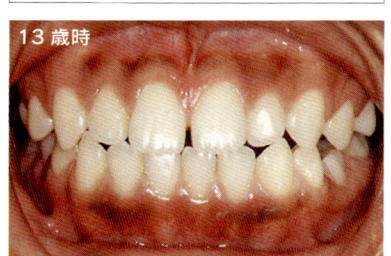

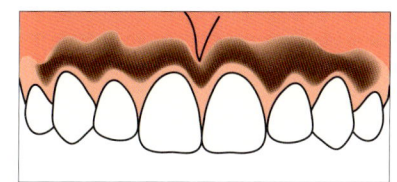

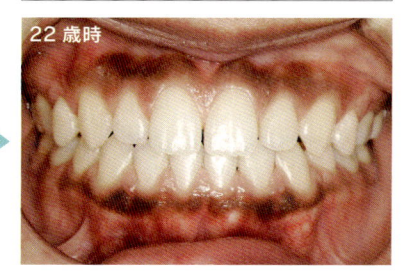

ニコチン依存度テスト（Tobacco Dependence Screener, TDS）

TDSは、WHOの「国際疾病分類第10版」（ICD-10）やアメリカ精神医学会の「精神疾患の分類と診断の手引き」の改訂第3版および第4版（DSM-Ⅲ-R、DSM-Ⅳ）に準拠して、精神医学的な見地からニコチン依存症を診断することを目的として開発されたものです[3,4]。

現在、医科の禁煙外来で保険適用を受けようとする場合の診断の条件にもなっています[5]。

<判定方法>　表1の項目について、「はい」を1点、「いいえ」を0点、質問に該当しない場合は0点として計算します。10点満点のうち5点以上で、ICD-10診断によるタバコ依存症である可能性が高い（約80％）となります。

<感度>　ICD-10タバコ依存症の95％が5点以上を示します。

<特異度>　ICD-10タバコ依存症でない喫煙者の81％が4点以下を示します。得点が高い者ほど禁煙成功の確率が低い傾向にあります。

表1　ニコチン依存度テストの項目

質問事項	回答	
1．自分が吸うつもりより、ずっと多くのタバコを吸ってしまうことがありますか？	はい	いいえ
2．禁煙や節煙（本数を減らす）を試みてできなかったことがありますか？	はい	いいえ
3．禁煙や節煙でタバコが欲しくてたまらなくなることがありましたか？	はい	いいえ
4．禁煙や節煙で次のどれかがありましたか？ （イライラ、神経質、落ち着かない、集中しにくい、ゆううつ、頭痛、眠気、胃のむかつき、脈が遅い、手の震え、食欲増進、体重増加）	はい	いいえ
5．上の症状を消すために、またタバコを吸い始めることがありましたか？	はい	いいえ
6．重い病気にかかって、タバコはよくないとわかっているのに吸うことがありましたか？	はい	いいえ
7．タバコのために健康問題が起きているとわかっていても吸うことがありましたか？	はい	いいえ
8．タバコのために精神的問題*が起きているとわかっていても吸うことがありましたか？	はい	いいえ
9．自分はタバコに依存していると感じることがありますか？	はい	いいえ
10．タバコが吸えないような仕事やつきあいを避けることが何回かありましたか？	はい	いいえ

＊禁煙や本数を減らした時に出現する離脱症状（禁断症状）ではなく、喫煙に対して神経質になったり、不安や抑うつなどの症状が出現している状態。

身体的ニコチン依存度の判定 (Fagerström Test for Nicotine Dependence, FTND)

FTNDは、身体的なタバコ依存度を評価するもので、1978年にFagerströmが開発したFTQ指数（Fagerström Tolerance Questionnaire）をHeathertonが1991年に改変したもので、喫煙者の行動的特徴をふまえた6つの質問で構成されています[6]。

もととなったFTQ指数は、紙巻きタバコに対する身体依存度の程度を測る方法として考案されました。8つの質問で構成されていましたが、臨床的に有用性があると認められた6項目のみが現在FTNDとして利用されています。

＜判定方法＞
表2の合計得点が6点以上で、重度のニコチン依存症と判定されます。

表2　身体的ニコチン依存度の判定項目

質問事項	回答（得点）
1．起床後何分で最初の喫煙をしますか	5分以内（3）・6～30分（2）・31～60分（1）・61分以後（0）
2．寺院や図書館、映画館など、喫煙を禁じられている場所で禁煙することが難しいですか	はい（1）・いいえ（0）
3．1日の喫煙のなかでどれが一番やめにくいですか	朝最初の1本（1）・その他（0）
4．1日に何本吸いますか	31本以上（3）・21～30本（2）・11～20本（1）・10本以下（0）
5．他の時間帯より起床後数時間に多く喫煙しますか	はい（1）・いいえ（0）
6．ほとんど1日中、床に伏しているような病気のときでも喫煙しますか	はい（1）・いいえ（0）

合計点　0点～3点：軽度　4点～5点：中等度　6点以上：重度

加濃式社会的ニコチン依存度調査票 (Kano Test for Social Nicotine Dependence, KTSND)

喫煙が悪影響があることを知りながらも、禁煙しない（できない）もしくは禁煙して身体的依存が消失した後に再喫煙に至る原因には、心理的依存が関与します。加濃式社会的ニコチン依存度調査票（Kano Test for Social Nicotine Dependence, KTSND, 10問30点満点、9点以下が規準範囲）は、この心理的依存の一部を評価します[7,8]。

社会的ニコチン依存度とは、「喫煙を美化、正当化、合理化し、またその害を否定することにより、文化性を持つ嗜好として社会に根づいた行為と認知する心理状態」と定義されている概念です[7,8]。KTSNDは、「喫煙の美化（設問2～5）」「喫煙の合理化・正当化（設問6～8）」「喫煙・受動喫煙の害の否定（設問1、9、10）」を定量化する質問群から成り立ち、喫煙に対する心理的依存の一部が評価可能です。

さらにKTSNDは、単に喫煙者だけでなく、非喫煙者、前喫煙者、子どもたちまで評価できます[9,10]。

＜判定方法＞表3の合計30点満点中、9点以下が規準範囲です。

表3　加濃式社会的ニコチン依存度調査票の項目

質問事項	そう思う	ややそう思う	あまりそう思わない	そう思わない
1．タバコを吸うこと自体が病気である	0	1	2	3
2．喫煙には文化がある	3	2	1	0
3．タバコは嗜好品（味や刺激を楽しむ品）である	3	2	1	0
4．喫煙する生活様式も尊重されてよい	3	2	1	0
5．喫煙によって人生が豊かになる人もいる	3	2	1	0
6．タバコには効用（からだや精神によい作用）がある	3	2	1	0
7．タバコにはストレスを解消する作用がある	3	2	1	0
8．タバコは喫煙者の頭の働きを高める	3	2	1	0
9．医者はタバコの害を騒ぎすぎる	3	2	1	0
10．灰皿が置かれている場所は、喫煙できる場所である	3	2	1	0

2 喫煙と全身の関係に関する用語

■ スモーカーズフェイス

タバコは健康を害するだけでなく、美容の大敵（老化促進剤）です。喫煙により、卵巣機能（女性ホルモン）への悪影響、末梢への酸素供給の減少、ビタミンCの分解促進などの影響を受け[11]、以下のような女性特有の影響が顔貌にも現れます（図3）。

- 頭髪の変化（薄毛、白毛、脱毛）が起こります。
- 皮膚のコラーゲンとエラスチンがやられて弾力がなくなり、シワが増え、肌のきめが粗くなります。
- 口唇が乾燥し、歯面には沈着物が堆積し、口臭がひどく、歯肉は黒く着色します。
- 血中酸素が減って栄養が十分行き渡らないため、眉・まぶた・頬も急速にたるみます。
- 肌がくすみ、目の周囲にクマができます。
- 声の変化（かれた声、ガラガラ声）も起こります。

このような影響から、実際の年齢よりも老けた顔貌（スモーカーズフェイス）を呈します[12]。

図3　スモーカーズフェイス

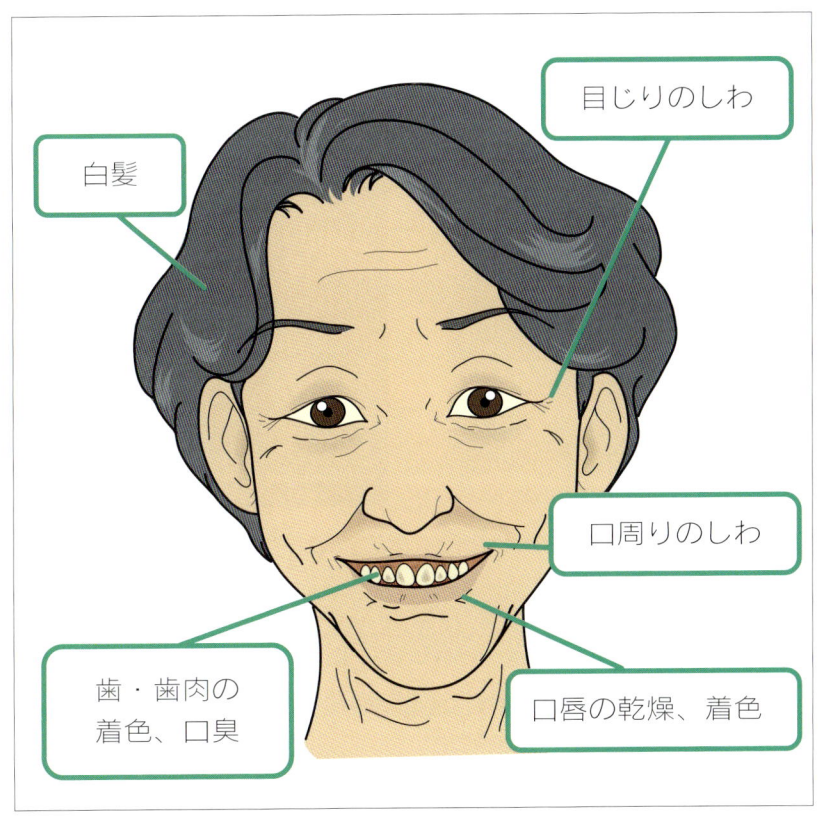

図3　スモーカーズフェイスの特徴。声もかすれた嗄声（ガラガラ声）になります。

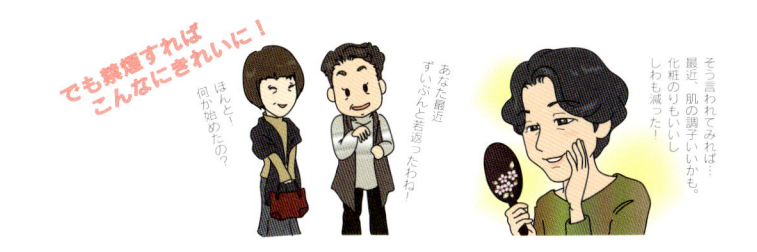

Check!　スモーカーズフェイスについては、下記のHPもチェック！

美容ニュース - タバコは美容の大敵！　www.tobacco-biyou.jp
平賀典子さんのHPでは、タバコの害について女性の視点からいろいろと紹介しています。

呼吸器疾患・慢性閉塞性肺疾患（COPD）と肺がん

慢性閉塞性肺疾患（Chronic Obstructive Pulmonary Disease、COPD）は、タバコが原因で肺に炎症が起こり、空気の通り道である気道が狭くなる病気（肺の炎症性疾患）です。咳や痰の症状が長い期間にわたり続く状態を『慢性気管支炎』、炎症が進んで肺胞（肺を構成している無数の小さな袋）の壁が壊れてしまった状態を『肺気腫』（図4）といい、COPDはこの2つを含んでいます。

通常の呼吸は、肺胞壁にある毛細血管を通じて吸い込んだ空気中の酸素と血液中の二酸化炭素を交換し、その後肺自身の持つ弾力性によって二酸化炭素を吐き出します。しかし肺胞壁の破壊により毛細血管の数が減少し、酸素と二酸化炭素の交換機能が著しく低下してしまい、また肺胞が大きくふくらんでしまうために肺の弾力性がなくなり、空気をうまく吐き出せなくなります。その結果息がしにくくなり、呼吸困難を起こすようになるのです。

COPD症例の90％以上に喫煙歴があるので、別名『タバコ肺』とも呼ばれています[13]。当然、肺がんの発生頻度は高くなります（図5）。

図4　正常な肺と喫煙に起因する肺気腫の肺

CT像と病理標本に見る、正常な肺と肺気腫の肺

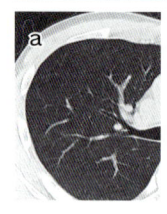

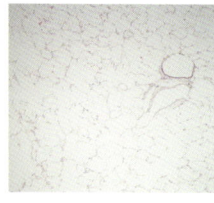

図4a　正常な肺（52歳男性・非喫煙者）のCT像と病理標本。病理標本では、均一な状態を保つ肺胞が確認できます。

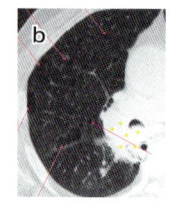

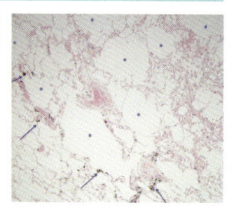

図4b　肺気腫（72歳男性・ヘビースモーカー）のCT像と病理標本。CT像では、破壊されてスカスカな状態（←）と肺がん（＊）が見られます。病理標本では、肺胞壁が破壊されて大きな気腔となった肺気腫像（＊）と喫煙による炭粉沈着（←）が見られます。

肉眼所見に見る、正常な肺と肺気腫の肺（手術で切除した肺の断面）

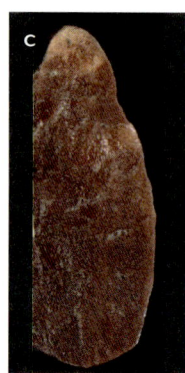

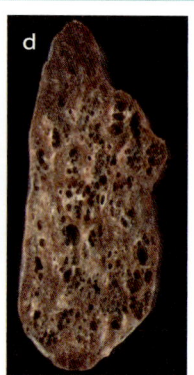

図4c　正常な肺（65歳女性・非喫煙者）の断面像。黒っぽく見えるのは、切除された肺で含気がないためです。

図4d　肺気腫（70歳男性・ヘビースモーカー）の断面像。正常な肺の断面と比較して、スカスカなようすがわかります。

図5　肺がんに侵された肺――ヘビースモーカーの夫と受動喫煙の影響を受けた妻の結末――

肺がんに侵された男性患者（喫煙者）の肺

受動喫煙により肺がんになった女性患者の肺

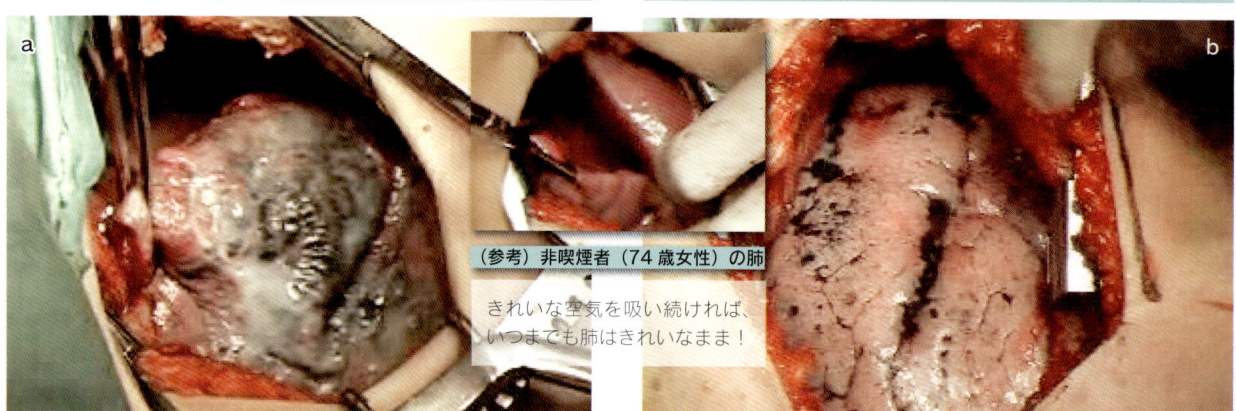

（参考）非喫煙者（74歳女性）の肺
きれいな空気を吸い続ければ、いつまでも肺はきれいなまま！

図5a　16歳から喫煙している75歳患者です。肺の表面には、新たな肺がん発生の危険部位の風船状のブラ（袋）があり、ガマガエルの背中のようになっています。

図5b　72歳、非喫煙者です。非喫煙者の割には汚い肺です。55年連れ添った夫（左の写真の症例）がヘビースモーカーで、受動喫煙の影響で肺がん（受動喫煙症としての肺がん）になってしまいました。

（図4、5のすべての写真は、すずかけセントラル新病院・鈴木一也先生のご厚意による）

おもな能動喫煙関連疾患

循環器疾患
- 冠動脈疾患
- 脳卒中
- 末梢動脈疾患
- 大動脈解離
- 腹部大動脈瘤

手術関連
- 手術結果／創傷治癒不全、創感染
- 周術期肺合併症

歯科口腔外科疾患
- 白板症（前がん病変）
- 歯の喪失
- 歯周病
- 根面のう蝕

呼吸器疾患
- 慢性閉塞性肺疾患（COPD）
- 気管支喘息
- 肺炎
- 肺結核
- その他の呼吸器疾患
  （自然気胸・間質性肺疾患・急性好酸球性肺炎）

がん
- ●喫煙との因果関係があると判断するに十分なエビデンスのあるがん
  （喫煙との関連の大きさが相対危険度として2以上）
- 肺がん
- 喉頭がん
- 食道がん
- 膵がん
- 口腔・中咽頭・下咽頭がん
- 腎盂・尿管がん
- 膀胱がん
- ●喫煙との因果関係が弱いながらも、関連があると思われるがん
  （喫煙との関連の大きさが相対危険度として2以下）
- 腎細胞がん
- 胃がん
- 肝がん
- 骨髄性白血病

生殖
- 妊孕力低下
  （女性が妊娠しにくくなること）
- 妊娠合併症
  （早期破水・前置胎盤・胎盤早期剥離）
- 早産
- 低出生体重
- 乳幼児突然死症候群（SIDS）

その他
- 2型糖尿病
- 脂質異常症
- 股関節部骨折
- 骨粗鬆症
- 白内障
- 胃潰瘍

（禁煙学術推進ネットワークのHP[14]より引用改変）

おもな受動喫煙関連疾患

	健康に影響が確実にあるもの	健康に影響する可能性のあるもの
成人	・肺がん ・虚血性心疾患 ・鼻刺激	・脳卒中 ・副鼻腔がん ・乳がん ・アテローム性動脈硬化症 ・慢性閉塞性肺疾患（COPD） ・慢性呼吸器症状 ・喘息 ・肺機能低下 ・歯周病
小児	・中耳炎 ・呼吸器系症状・肺機能低下 ・乳幼児突然死症候群（SIDS） ・下気道疾患 　（気管支炎・肺炎など）	・脳腫瘍 ・リンパ腫 ・喘息 ・白血病 ・う蝕
胎児	・低体重児★ ・早産★ ・乳幼児突然死症候群（SIDS）★ ・妊娠中の異常 　（破水、前置胎盤、胎盤早期剥離） ★妊婦本人が喫煙しなくても周囲の喫煙だけでリスクが上昇することが明らかにされています。	・流産 ・先天奇形（口蓋裂） ・子宮外妊娠

（参考文献 5、15～18 より作図）

喫煙と寿命との関係

英国の医師に対する前向き研究から

　喫煙と寿命の関係について、1951年から1991年までの40年間にわたり34,439名の英国医師を前向きに調査した研究[19, 20]があります。その結果、最初の20年で1万人、次の20年で1万人が死去しています。そして喫煙者は、非喫煙者に比べ寿命が約10年短いことが示唆されました。さらに50年の前向き調査から、禁煙により寿命が延びること、つまり60歳で禁煙すると3年、50歳なら6年、40歳なら9年、30歳なら10年寿命が延びると報告されています（図6）。

日本の3つの大規模研究から

　日本でも、1980年代から1990年代はじめにかけて最初の調査を行い、約10年間、前向きに追えた296,836名（男性140,026名、女性156,810名、40～79歳）を対象とした研究[21]があります。その結果、喫煙者のおよそ半分が4年寿命が短くなっており、40歳で禁煙することで4.8年、50歳で3.7年、60歳で1.6年寿命が延びることが報告されています（図7）。

図6 英国医師の喫煙量別生存率

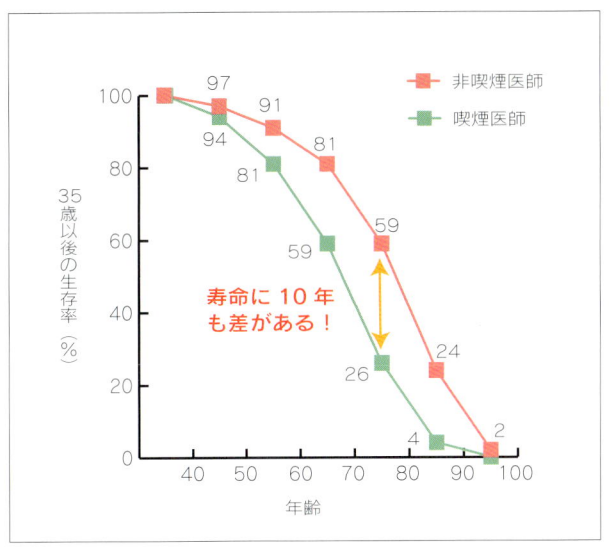

図6 非喫煙者と比較して、喫煙者の寿命は10年短いことがわかります。つまり、タバコを吸っていると、他に健康によいことをしていても効果がありません。（参考文献20より引用）

図7 日本人の喫煙量別生存率

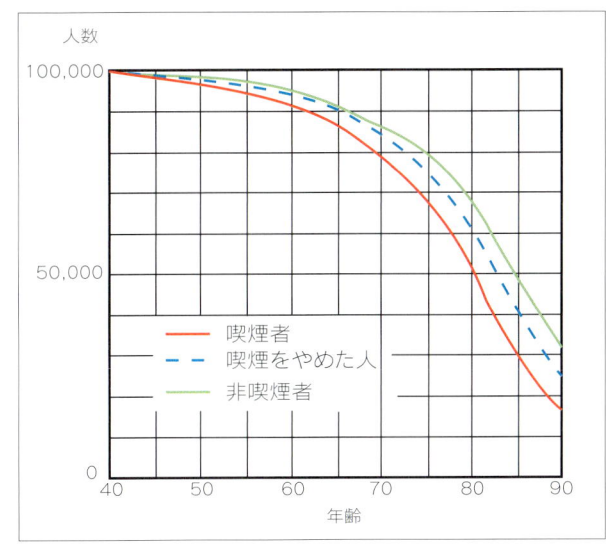

図7 データは、男性10万人に対する生存曲線。40歳を起点としています。（参考文献21より引用）

3 禁煙状態の把握に関する用語

禁煙ステージ

喫煙者は、前熟考期、熟考期、準備期、実行期の4つの禁煙ステージに分類されます（**表4**）。この順にステージを巡りながら禁煙─再喫煙をくり返すことが多いとする行動変容理論を「ステージ理論」といいます[22]。

問診票では、無関心期から準備期の4つのどのステージにあるかを確認し、禁煙開始により、実行期、維持期の推移を追跡します。

表4 禁煙ステージ

ステージ	
無関心期	まったく関心がない
前熟考期	関心はあるが、今後6か月以内に禁煙しようとは思わない
熟考期	6か月以内に禁煙しようと考えているが、1か月以内には禁煙する予定はない
準備期	この1か月以内に禁煙する予定である
実行期	禁煙して6か月以内
維持期	禁煙して6か月以上

第5章 参考文献

1. 川根博司．保健医療の場における喫煙習慣への介入．呼気中CO濃度測定を利用した禁煙指導．日医師会誌 1996;116(4):361-364.
2. Hedin CA. Smokers' melanosis. Occurrence and localization in the attached gingiva. Arch Dermatol 1977;113(11):1533-1558.
3. Kawakami N, Takatsuka N, Inaba S, Shimizu H. Development of a screening questionnaire for tobacco/nicotine dependence according to ICD-10, DSM-Ⅲ-R, and DSM-Ⅳ. Addict Behav 1999;24(2):155-166.
4. 川上憲人．TDSスコア．治療 2006;88(10):2491-2497.
5. 藤原久義，阿彦忠之，飯田真美，加治正行，木下勝之，高野照夫，高橋裕子，竹下彰，土居義典，友池仁暢，中澤誠，永井厚志，埴岡隆，平野隆，伊藤隆之，小川久雄，望月友美子，吉澤信夫，川上雅彦，川根博司，神山由香理，柴田敏之，薗潤，坪井正博，中田ゆり，中村正和，中村靖，松村敬久，大和浩，島本和明，代田浩之，日本口腔衛生学会，日本口腔外科学会，日本公衆衛生学会，日本呼吸器学会，日本産婦人科学会，日本循環器学会．循環器病の診断と治療に関するガイドライン（2003-2004年度合同研究班報告）禁煙ガイドライン．Circ J 2005;69(Suppl. IV):1019-1020.
6. Heatherton TF, Kozlowski LT, Frecker RC, Fagerström KO. The Fagerström Test for Nicotine Dependence: a revision of the Fagerström Tolerance Questionnaire. Br J Addict 1991;86(9):1119-1127.
7. Yoshii C, Kano M, Isomura T, Kunitomo F, Aizawa M, Harada H, Haradam S, Kawanami Y, and Kido M. An innovative questionnaire examining psychological nicotine dependence, "The Kano Test for Social Nicotine Dependence (KTSND)". JUOEH 2006;28(1):45-55.
8. Otani T, Yoshii C, Kano M, Kitada M, Inagaki K, Kurioka N, Isomura T, Hara M, Okubo Y and Koyama H. Validity and reliability of Kano test for social nicotine dependence. Ann Epidemiol 2009;19(11):815-822.
9. 稲垣幸司，野口俊英，大橋真弓，細井延行，森田一三，中垣晴男，植岡隆氏，栗岡成人，遠藤明，大谷哲也，磯村毅，吉井千春，加濃正人．妊婦の口腔衛生，喫煙および受動喫煙に対する意識と社会的ニコチン依存度．禁煙会誌 2008;3(6):120-129.
10. 岩井香保里，稲垣幸司，長谷川純代，岡本敬予，佐藤厚子，後藤君江，山田和代，原山裕子，上田祐子，高阪利美，向井正視，野口俊英．歯科医療系学部学生の喫煙状況と喫煙に対する意識に関する研究．日衛学誌 2010;5(1):67-78.
11. Leung WC, Harvey I. Is skin ageing in the elderly caused by sun exposure or smoking? Br J Dermatol 2002;147(6):1187-1191.
12. Model D. Smoker's face: an underrated clinical sign? Br Med J (Clin Res Ed) 1985;291(6511):1760-1762.
13. 日本呼吸器学会．COPD（慢性閉塞性肺疾患）診断と治療のためのガイドライン．第3版．東京：ファイザー株式会社，2009.
14. 禁煙推進学術ネットワーク．喫煙に関連する疾患・病態．http://www.kinennohi.jp/index.html（2011年10月10日アクセス）
15. 日本禁煙学会．禁煙学．第2版．東京：南山堂，2010.
16. 加濃正人．タバコ病辞典．第2版．東京：実践社，2004.
17. 喫煙と健康問題に関する検討会．喫煙と健康―喫煙と健康問題に関する検討会報告書．第1版．東京：保健同人社，2002.
18. 国立がん研究センター．喫煙とがん．http://ganjoho.jp/public/pre_scr/cause/smoking.html#hyo2（2011年10月10日アクセス）
19. Doll R, Peto R, Wheatley K, Gray R, Sutherland I. Mortality in relation to smoking: 40 years' observations on male British doctors. BMJ 1994;309(6959):901-911.
20. Doll R, Peto R, Boreham J, Sutherland I. Mortality in relation to smoking: 50 years' observations on male British doctors. BMJ 2004;328(7455):1519.
21. Ozasa K, Katanoda K, Tamakoshi A, Sato H, Tajima K, Suzuki T, Tsugane S, Sobue T. Reduced life expectancy due to smoking in large-scale cohort studies in Japan. J Epidemiol 2008;18(3):111-118.
22. Prochaska JO, Velicer WF. The transtheoretical model of health behavior change. Am J Health Promot 1997;12(1):38-48.

あとがき

　読者の皆さん、ここまで読んでいただいてありがとうございます。これから禁煙支援が、少しは楽しく始められそうでしょうか？　さあ、最大のタバコ犠牲者である多くの無自覚の喫煙者に、すぐにでも＆１人でも多く、自信を持って救いの手を差しのべてください！　あなたのその気持ちや支援の過程が、多くの非喫煙者の救済にも繋がるのです。あなたの禁煙支援は、『タバコフリーポリシー』（タバコの害にさらされることからの保護）＆『ユニバーサル・プロテクション』により、喫煙者はもちろん、非喫煙者やその家族、職場や学校の同僚、お客様、患者さん、道行く人々、そして胎児や乳幼児まで、すべての人々に関わっていきます。あなたの周囲の一番大切な人（家族、両親、お子様など）も忘れてはいけません！　あなたの禁煙支援トライアルの影響は計りしれないのです！

　禁煙は愛です！──しかし、愛だけでは禁煙につながらないこともあります。でも、ここまで読んでいただけた読者のみなさんは、もう大丈夫でしょう！　きちんとした知識と実践方法を、少しはご理解いただけたと思います。あとは自信を持って（そう思って）、禁煙支援をスタートするだけです。なお、「本書を読めばそれで終わり」ではありません。タバコフリーに関する情報は常に動いています。新しい情報を受け入れていく姿勢、情報の更新も忘れずにしていきましょう。

　筆者は、１大学教員として、細々ながらも、歯周病学の教育、臨床、研究、そして脱タバコ教育、対策などに取り組んできています。しかし個人では限界があります。ですから皆さんの協力を心から欲しています！　もちろん筆者以外にも脱タバコ関係に取り組んでいる同志が全国にたくさんいます。皆さんの地域にも同志がいるはずです。その誰もが、皆さんの協力を待ち望んでいます。一緒に青春の感動を共有しませんか！　ゆっくりと、それぞれの地域での禁煙支援のチームを確立していきましょう（愛知県では、筆者が『子どもをタバコから守る会・愛知』の世話人代表として、禁煙支援の輪を広げようとしています）。

　『禁煙支援の輪』について何も思い当たらなければ、全国組織である日本禁煙推進医師歯科医師連盟、日本禁煙学会、日本禁煙科学会、日本小児禁煙研究会、禁煙心理学研究会のHPにアクセスしてみてください。禁煙推進学術ネットワークのHP（25ページ参照）はもちろん、所属する17学会のHPでも、それぞれ情報を発信しています。賛同されたら学会にも参加して、よければ会員になられてください。想定外の新しい出会いが、きっとそこには生まれます！　禁煙支援に関わらなければ遭遇しなかった仲間（同じ職種だけでなく他職種の方々）が広がりますよ！　筆者も禁煙支援のおかげで、さまざまな出会いをいただきました。

　さあ、新たな人生のスタートです！　筆者でよろしければご案内させていただきますので、メールでお問い合わせいただけましたら幸いです。

● 筆者メールアドレス
　kojikun@dpc.agu.ac.jp

● 関連学会のHPアドレス
　日本禁煙推進医師歯科医師連盟：http://www.nosmoke-med.org
　日本禁煙学会：http://www.nosmoke55.jp
　日本禁煙科学会：http://www.jascs.jp
　日本小児禁煙研究会：http://www.jsptr.jp/
　禁煙心理学研究会：http://web.me.com/yoshiichiharu/site/smoke-free_psychology.html
　子どもをタバコから守る会・愛知：http://www.no-kidsmk-ai.com

監著者紹介

稲垣幸司　いながきこうじ
愛知学院大学短期大学部歯科衛生学科・教授

【略歴】
1982年　愛知学院大学歯学部卒業
1986年　愛知学院大学大学院修了（歯学博士）
2000年10月〜2001年9月
　　　　ボストン大学歯学部健康政策・健康事業研究講座
　　　　（Department of Health Policy & Health Services Research）留学
2005年　愛知学院大学歯学部助教授（歯周病学講座）
2007年　愛知学院大学短期大学部歯科衛生学科教授
現在に至る

【所属学会など】
・歯科分野
　日本歯周病学会、アメリカ歯周病学会、日本臨床歯周病学会、日本歯科保存学会、日本口腔衛生学会ほか
・禁煙関連分野
　日本禁煙推進医師歯科医師連盟、日本禁煙学会、日本禁煙科学会、京都禁煙推進研究会、子どもをタバコから守る会・愛知、禁煙心理学研究会、日本小児禁煙研究会

歯科衛生士臨床のための Quint Study Club
プロフェッショナルケア編③

歯科から発信！　あなたにもできる禁煙支援

2012年5月10日　第1版第1刷発行

監　　著　　稲垣　幸司
著　者　　植木　良恵／橋本　昌美
　　　　　三辺　正人／宮内　里美

発 行 人　　佐々木　一高

発 行 所　　クインテッセンス出版株式会社
　　　　　　東京都文京区本郷3丁目2番6号　〒113-0033
　　　　　　クイントハウスビル　電話（03）5842-2270（代表）
　　　　　　　　　　　　　　　　（03）5842-2272（営業部）
　　　　　　　　　　　　　　　　（03）5842-2279（書籍編集部）
　　　　　　web page address　http://www.quint-j.co.jp/

印刷・製本　　サン美術印刷株式会社

©2012　クインテッセンス出版株式会社　　禁無断転載・複写
Printed in Japan　　落丁本・乱丁本はお取り替えします
　　　　　　　　　ISBN978-4-7812-0256-3　C3047

定価は表紙に表示してあります

クインテッセンス出版の書籍・雑誌は、歯学書専用通販サイト『歯学書.COM』にてご購入いただけます。

PCからのアクセスは…
歯学書　検索

携帯電話からのアクセスは…
QRコードからモバイルサイトへ